とれない首こり・肩こりは巻き肩が原因だった

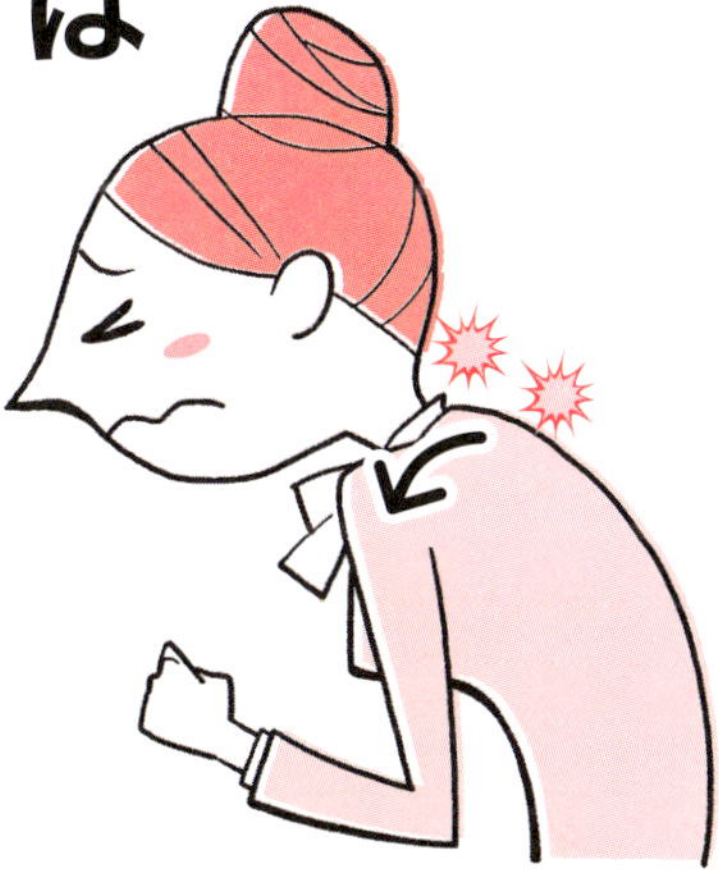

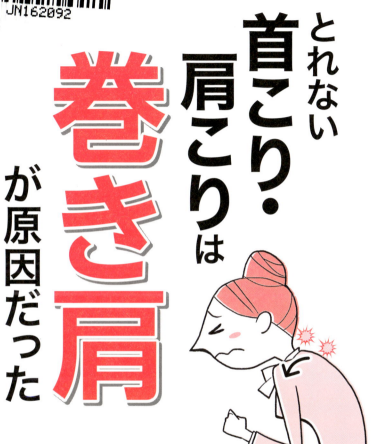

アスカ鍼灸治療院院長
福辻鋭記

青春出版社

はじめに

首こり・肩こり…何をやってもよくならないのは「巻き肩」のせいだった!

マッサージに行ってもすぐ症状がぶり返す。何をやってもよくならない——この本を手にとってくださった方は、そんな首や肩のしつこいこりに悩まされているのではないでしょうか。また、同時に頭痛や目の疲れ、腱鞘炎、腰痛に悩んでいる方もいるかもしれません。

私はこれまで鍼灸師・整体師として、5万人以上の方の体を見てきました。そして近年、首や肩に不調がある人に共通する傾向があることに気づきました。

それが、肩が正常な位置より内側に入ってしまっている「巻き肩」です。横から見ると、腕が前側にずれているような状態なのですが、ご本人にはその自覚がありません。

体にこりや痛みといった不調があると、原因はその場所にあると思い込みがちですが、実はその根本原因は違う場所にあることが少なくありません。そして首や肩のこりの原因の多くは、巻き肩にあるのではないかと私は経験上実感しています。なぜなら体はつながっているからです。

こりをほぐすのもいいですが、根本からよくなりたいなら、正しい肩の位置を取り戻すほうが近道です。この本との出会いが、巻き肩という首や肩のこりの原因に気づき、一生こらない、痛まない体に変わるきっかけとなることを願っています。

『とれない首こり・肩こりは「巻き肩」が原因だった』目次

3章

ピンポイントの不調に速効！ 福辻式ツボ&整体ストレッチ

4章

元気になる！　若返る！
「巻き肩」解消でいいことがたくさん起こる

5章

「いい姿勢」は疲れない！
こらない、痛まない体になる毎日の習慣

1章

しつこい首こり・肩こり・腰痛…

不調は「肩」から
はじまっていた！

肩の位置がずれている人が増えている

私は長年治療院で、多くの患者さんに接してきました。そのなかで特に最近感じていることがあります。それは、**以前に比べて、肩が内側に入っている「巻き肩」の患者さんが増えている**ことです。

患者さんだけではありません。街を歩いていても、電車に乗っている人を見ていても、肩が内側に入っている人が増えてきたと感じています。

それもお年寄りではなく、むしろ若い世代に巻き肩の人が多く見られます。仕事に忙しい働き世代はもちろん、なかには小学生も巻き肩になっていることがあります。

実は、**首こりや肩こり、腰痛を訴える患者さんの多くは巻き肩になっています**。しかし自分が巻き肩であるという自覚がある人はほとんどいません。

体を横向きに見ればわかるように、巻き肩の人は肩の位置が正常な人に比べて、前側に入っています。真横から自分の姿を見ることはまずありませんから、気づくのはなかなか難しいのです。

「巻き肩」は横から見るとわかる

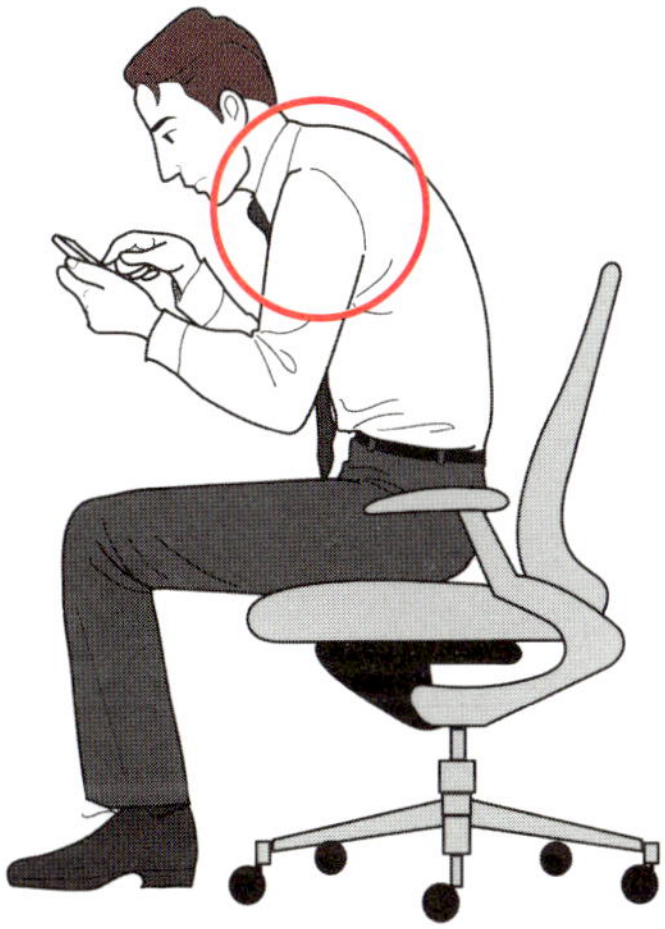

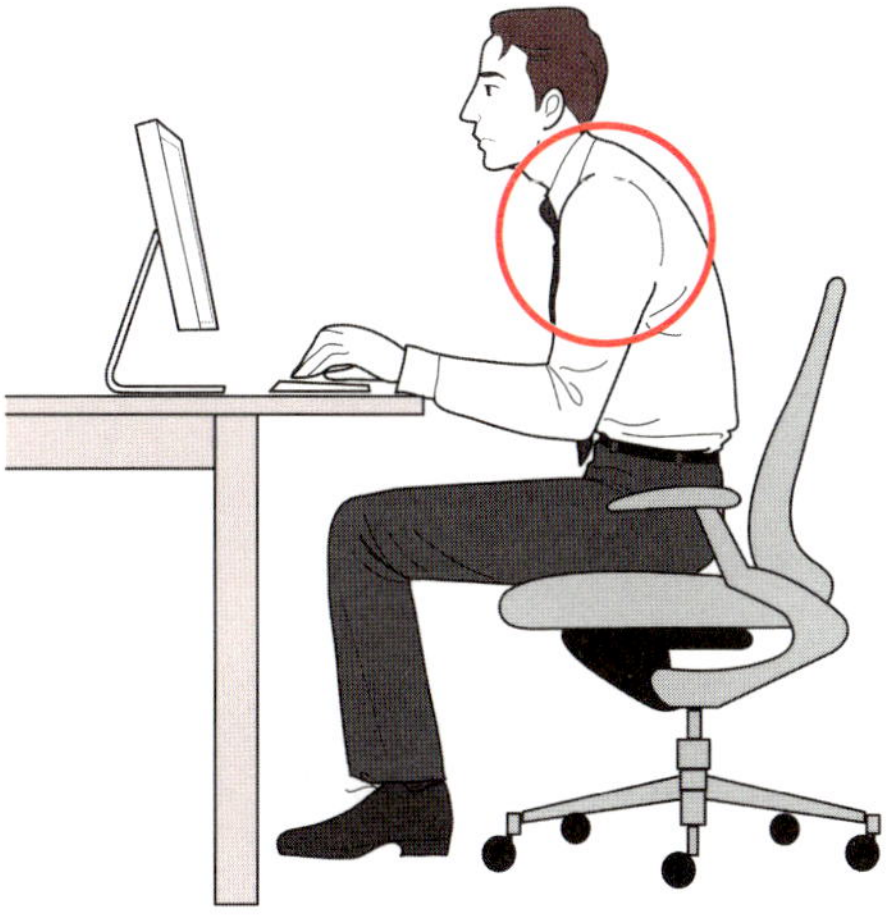

巻き肩をチェックしてみよう

首こりや肩こり、腰痛を訴える患者さんの多くは巻き肩になっていると述べましたが、**巻き肩は体のこりや痛みに深くかかわっています。**

それだけではありません。**巻き肩になると、姿勢が悪くなったり、見た目が老け込んで見えたりするだけでなく、内臓の病気や心の不調など、さまざまな問題が起こってくるのです。**

そういわれると、自分が巻き肩かどうか、気になってくるのではないでしょうか。

なんとなく姿勢が悪いと感じている人、スマートフォンやパソコン、勉強や家事などで前かがみになる姿勢が多い、最近体調がすぐれないという人は、次ページのリストでぜひチェックをしてみてください。

「巻き肩」チェックリスト

《姿勢》

	check！
肩が前に出ている	□
あごが突き出ている	□
猫背気味である	□
ストレートネックである（首の湾曲《わんきょく》がない）	□
腕が内側に入っている	□

《体調》

	check！
目が疲れる	□
首がこる	□
肩や背中がこる	□
腰痛がある	□
腕がだるい、疲れる、腱鞘炎《けんしょうえん》になる	□
疲れやすい	□
胃や腸の調子が悪い（胃炎、便秘・下痢など）	□
風邪をひきやすい	□
冷え性である	□
婦人科系の不調がある（生理痛・生理不順など）	□
ストレスを感じている	□
いつも気分が憂うつ。不眠気味	□

巻き肩は全身に影響している

巻き肩をチェックしてみた結果はいかがでしたか。

質問項目は「姿勢」と「体調」に分かれていますが、**それぞれ1つ以上あてはまれば、巻き肩が原因の不調が起きている可能性が高い**といえます。

「たった1つで？」と思われるかもしれませんが、姿勢というのは、それほど全身に影響を与えてしまうものですので、軽く見てはいけません。なぜなら、体はつながっているからです。

でも大丈夫。次章から紹介する「**背中枕ストレッチ**」をおこなえば、巻き肩は自分で治すことができます。

姿勢というのは、毎日の体の使い方の積み重ねでできています。毎日短時間でも続けていくことで、巻き肩が解消され、少しずつ体調も心の状態もよくなっていくのを実感するでしょう。

2章

1日5分寝るだけ！

「巻き肩」は
「背中枕」でよくなる

ポイントは「背骨のS字カーブ」を整えること

私たちの背骨というのは、横から見るとS字を描いたように、ゆるやかにカーブしています。これを「S字カーブ（脊柱《せきちゅう》の生理的湾曲）」といいます。

しかし、イラストを見ればわかるように、**巻き肩になると、このS字カーブがなくなってしまいます。**

同時に、首の骨がまっすぐになり（ストレートネック）、あごが前に突き出て、背中が丸く猫背になる。バランスをとるために、骨盤が後ろに傾き、ひざがやや曲がる。

ここまで極端な人はいなくても、横から見たとき、巻き肩の人は多かれ少なかれこのような姿勢になっています。

肩が内側に入ることで腕が前側にくるのが巻き肩の特徴ですが、体はさまざまなところでバランスをとっているので、このように体全体の骨格が変わってきてしまうのです。

「**背中枕ストレッチ**」の目的は、この背骨のS字カーブを取り戻すことにあります。それにより、巻き肩はもちろん、全身の骨格も整っていくのです。

背骨のS字カーブを取り戻す！

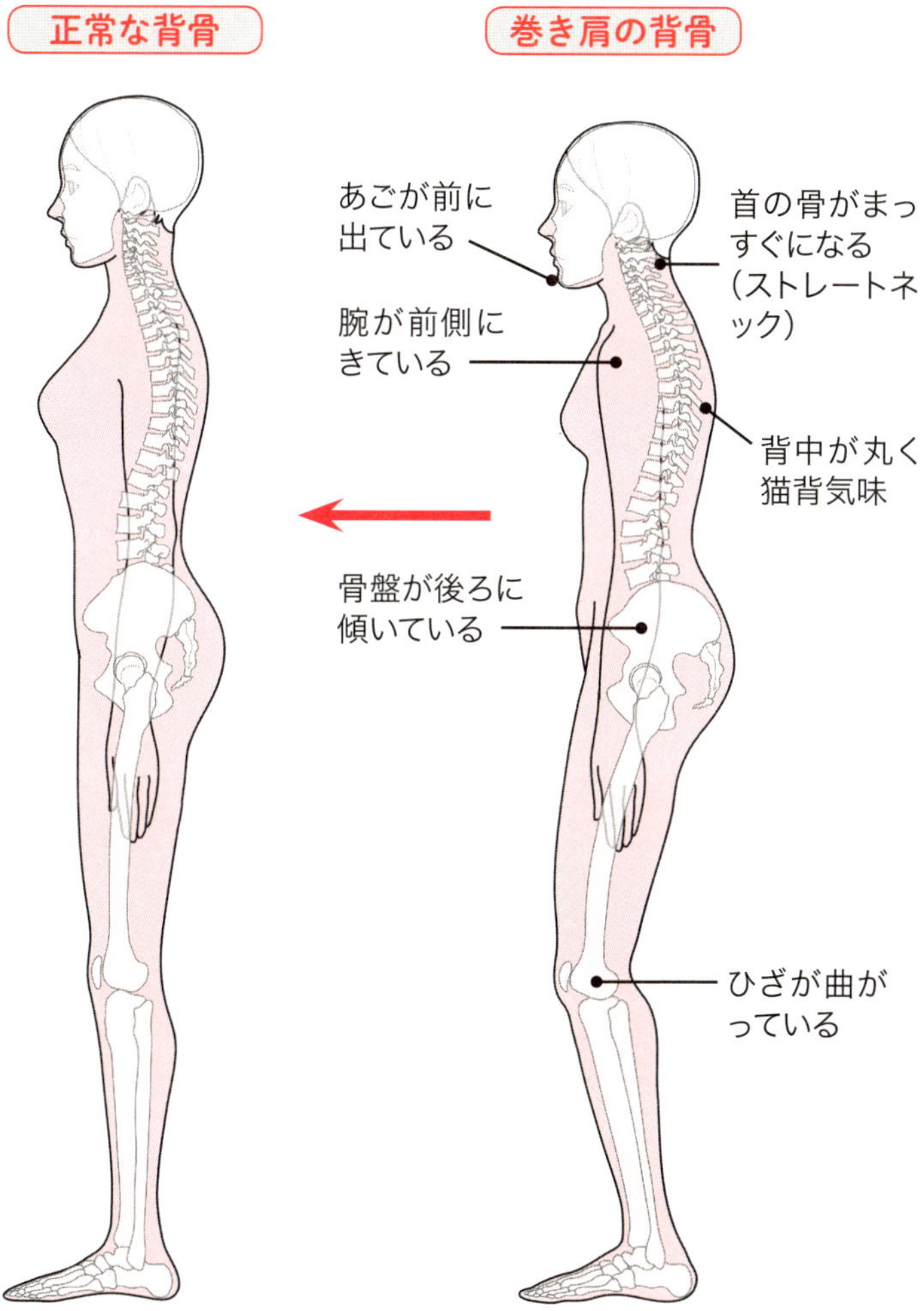

・背中枕のつくり方・

用意するもの

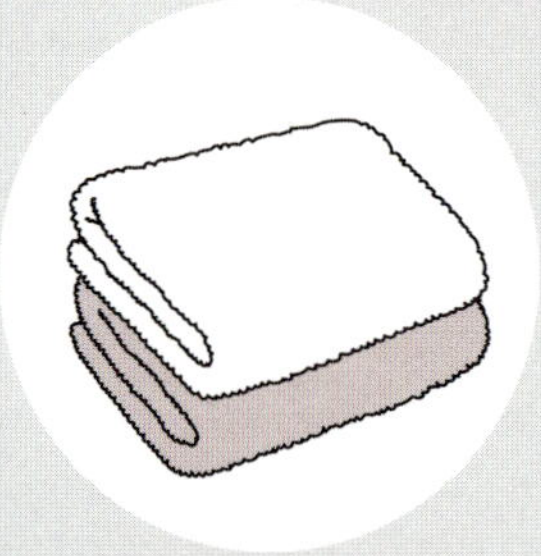

バスタオル2枚

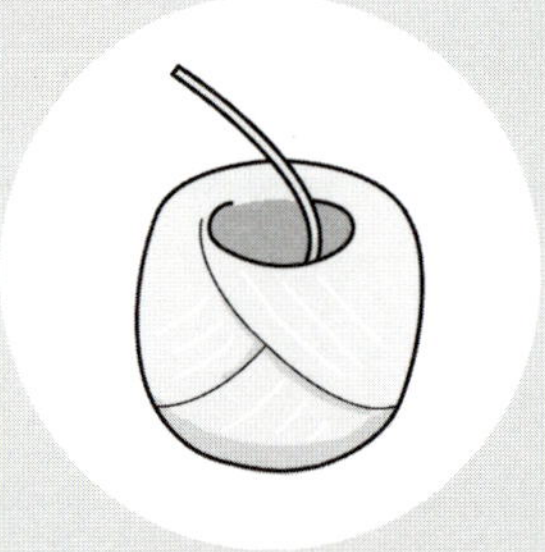

荷造り用の
ビニールひも

① バスタオルを30㎝幅に折る（2枚とも）

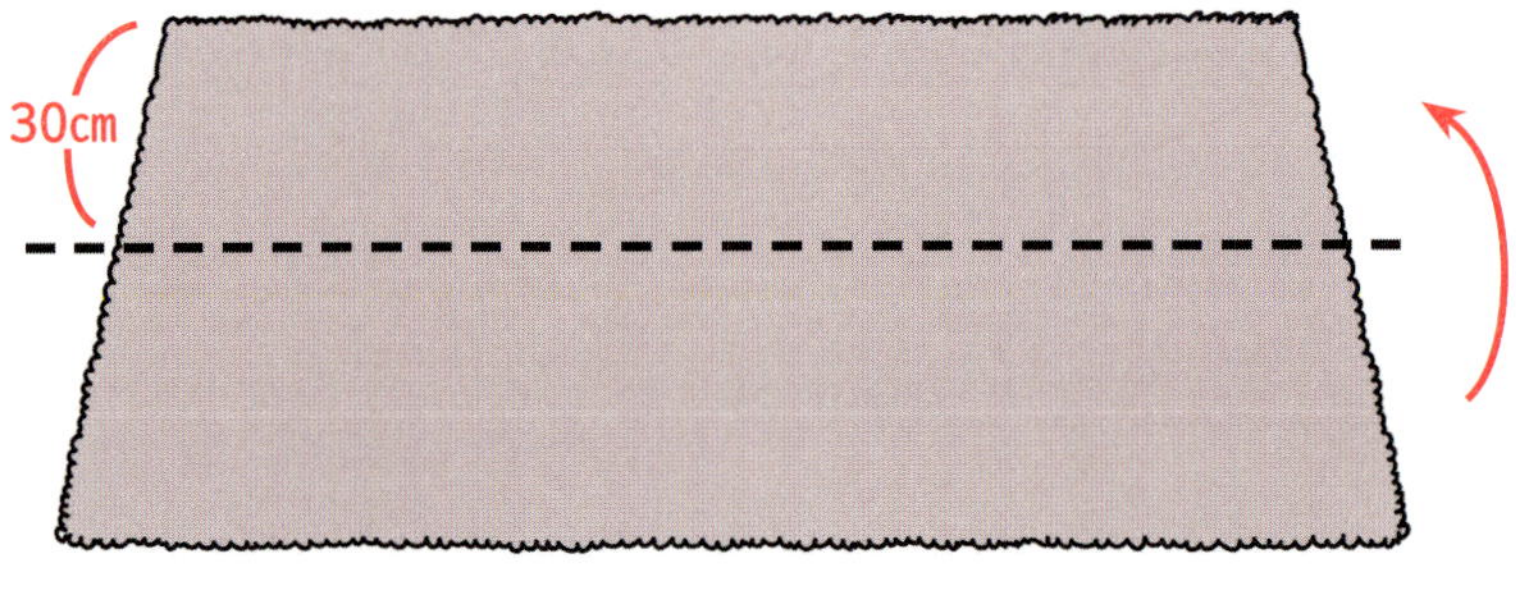

② バスタオルを2枚重ねて、端まで固く巻いていく

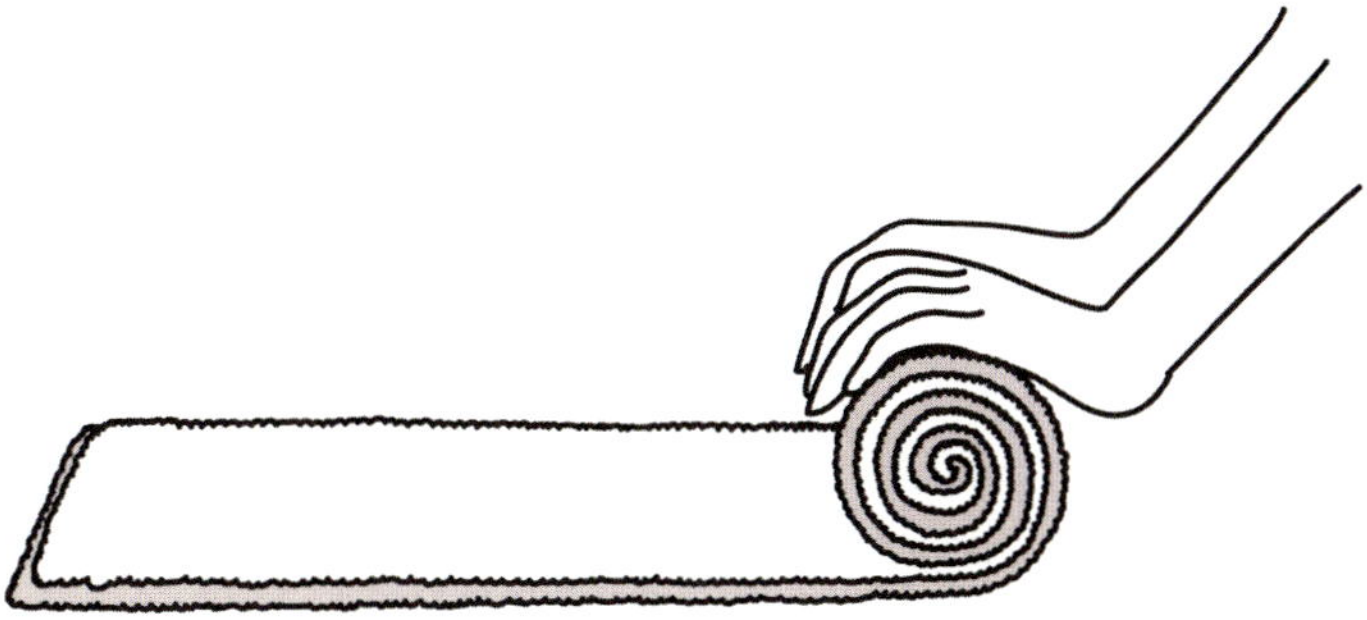

③ 巻き終わったら、ビニールひもできつく縛る

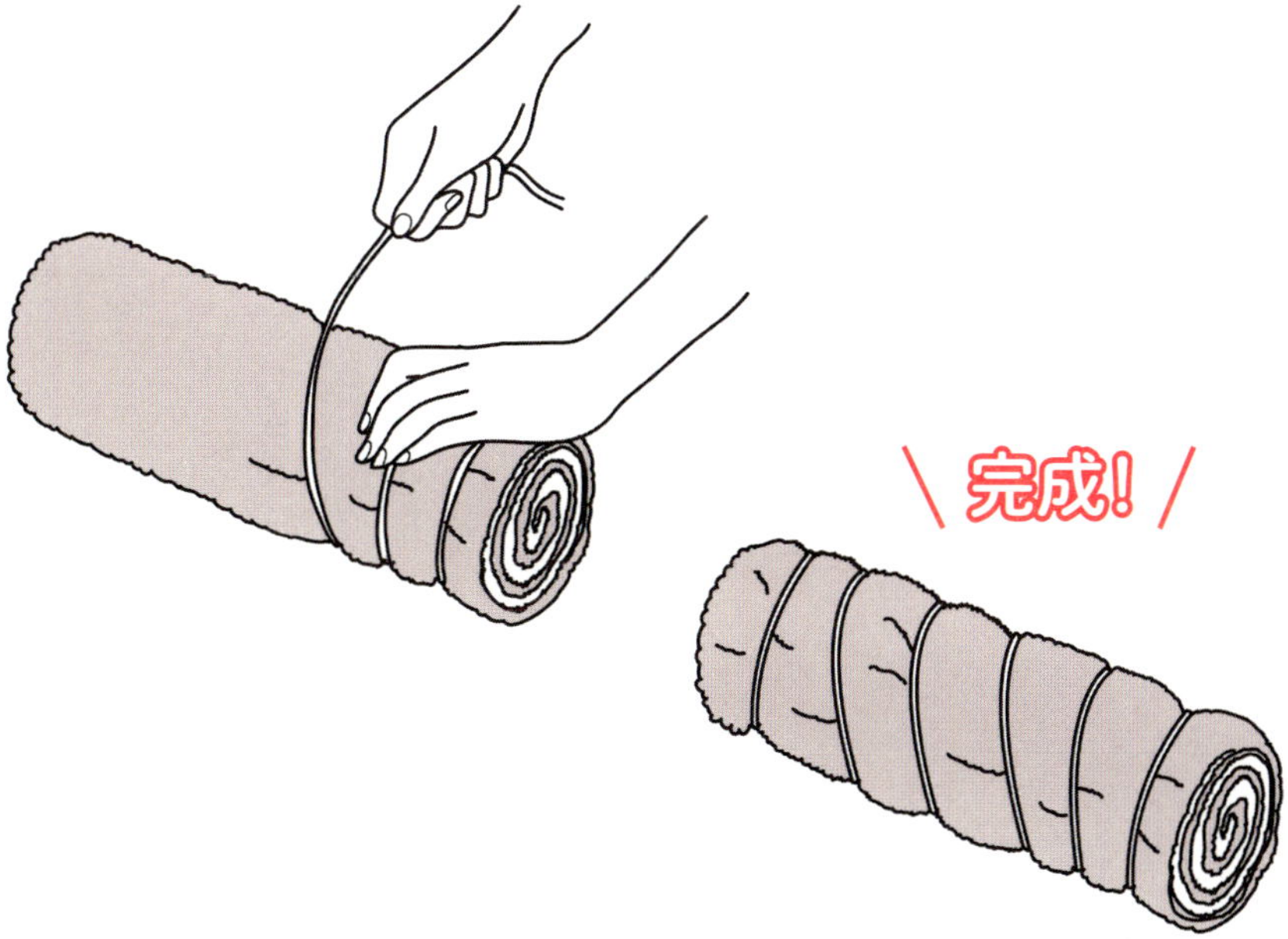

基本の
背中枕ストレッチ（縦）

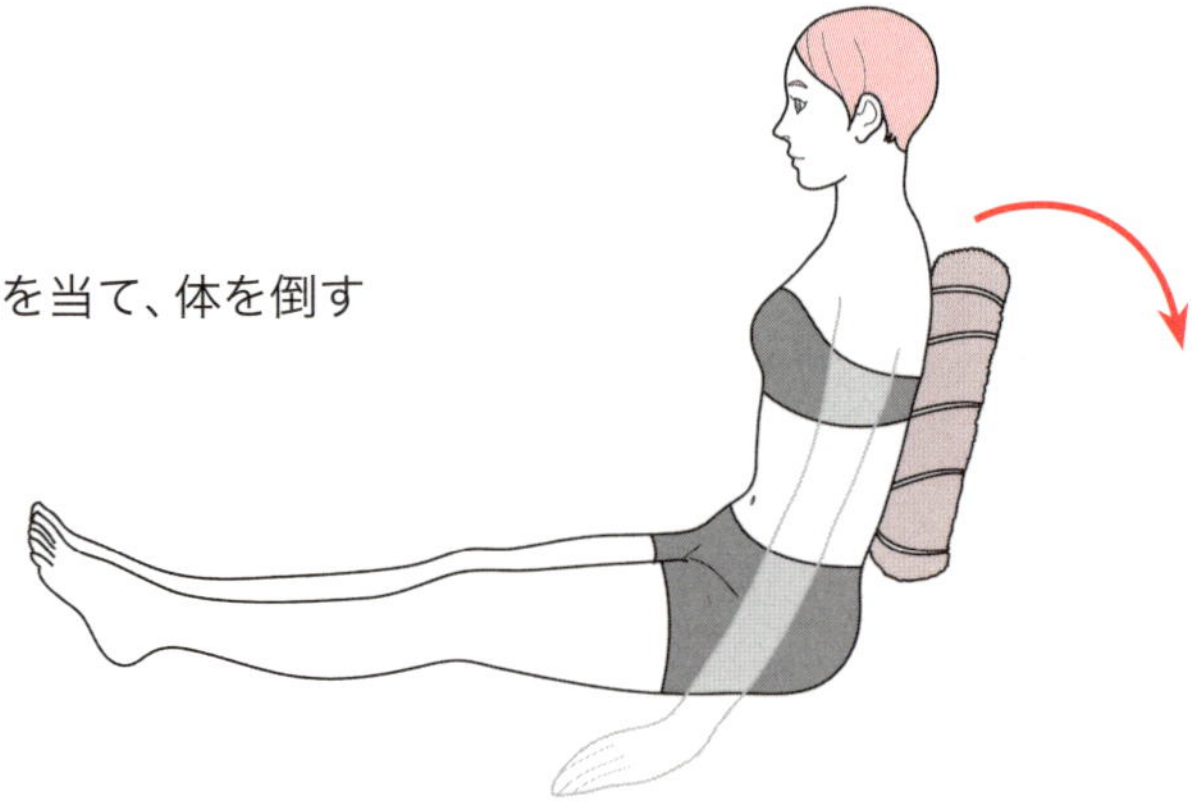

1

背骨にそって、縦に枕を当て、体を倒す

2

仰向けになって、両手と両脚を伸ばす

ポイント！

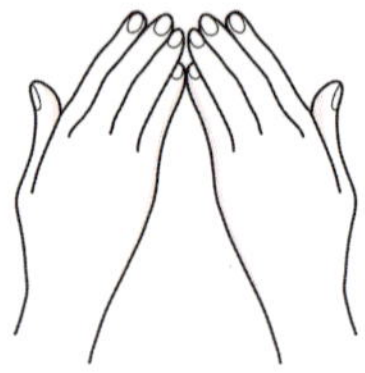

手の小指同士をつける

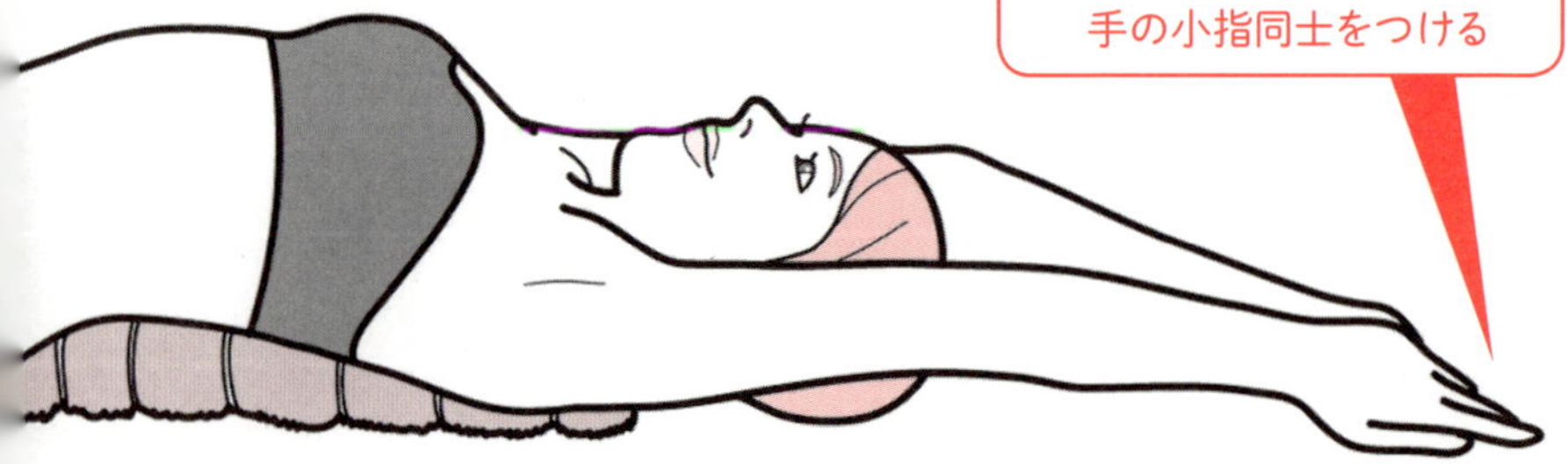

巻き肩解消のためにいちばん重要なのが、この枕を縦に置くストレッチです。やってみると、背筋が伸びていく気持ちよささを実感するでしょう。

時間がないときでもこのストレッチは必ずおこなうようにしてください。肩の位置が背中側にずれて、胸が広がることで、呼吸もラクになります。

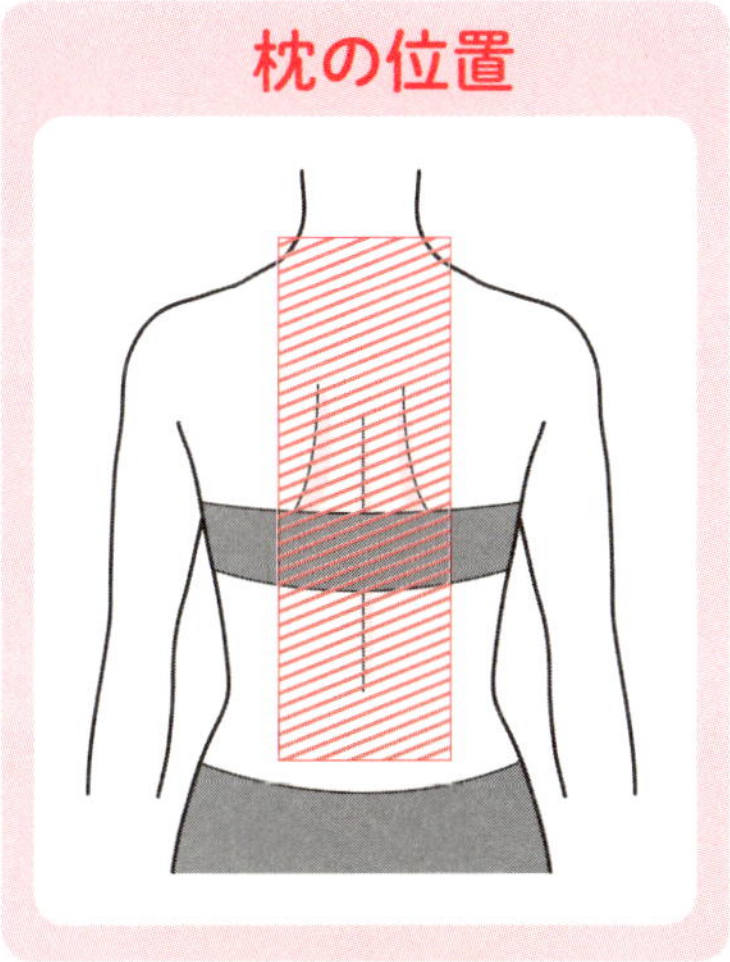

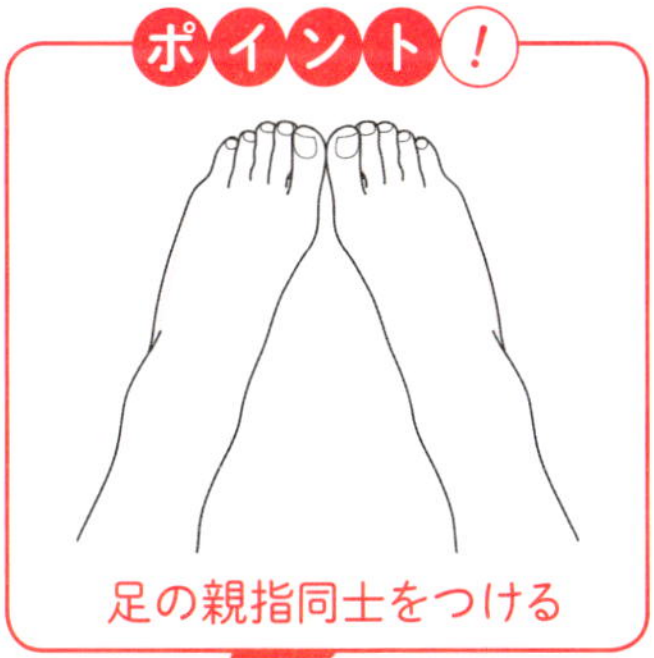

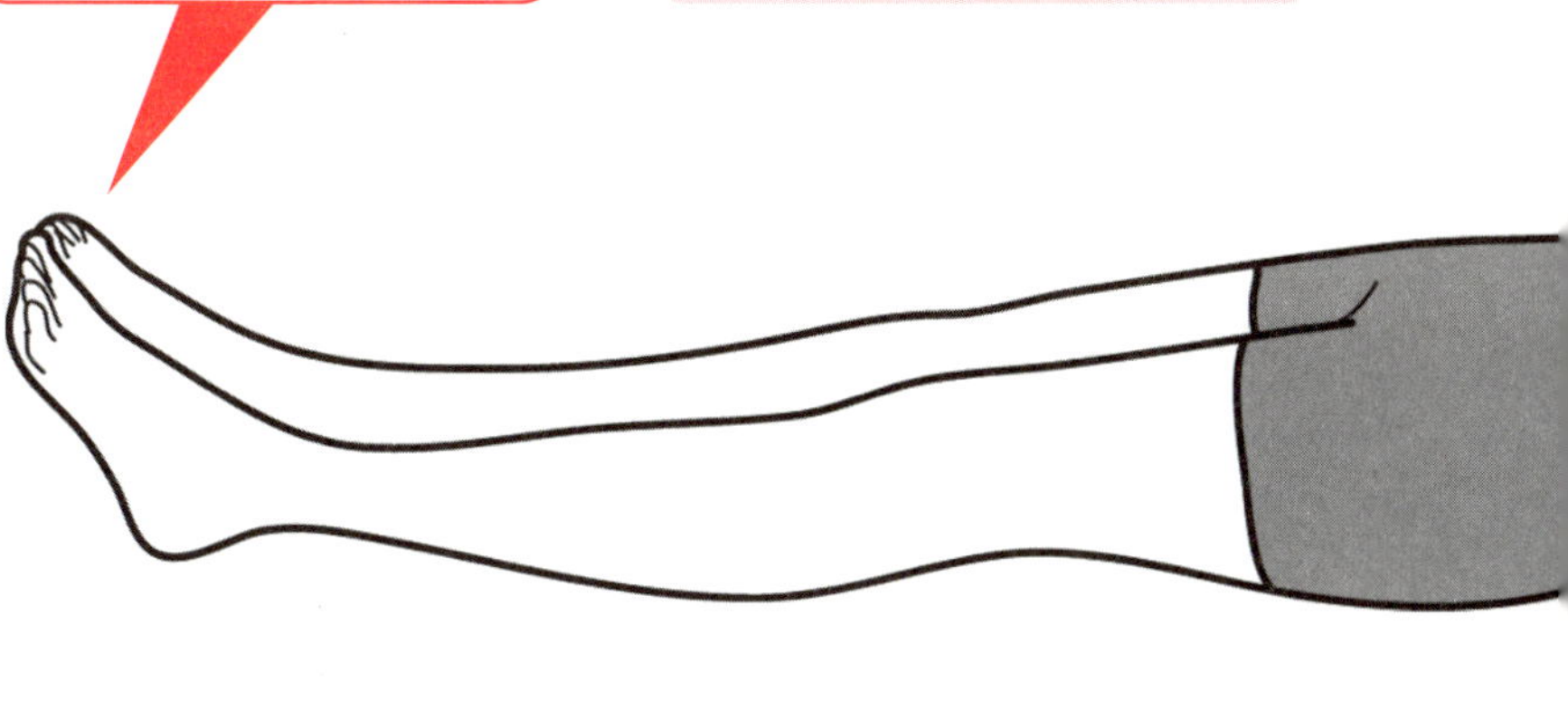

3つの
背中枕ストレッチ（横）

横に置く枕は、腰から上にあげていきます。なお、枕の位置は以下の場所に相当します。

- 腰…大腸、小腸、泌尿器、婦人科
- 腰の上（ウエストのくびれ）…胃、肝臓、腎臓、膵臓《すいぞう》
- 胸（バスト）の下…肺、心臓

背骨だけでなく、東洋医学の「五臓六腑《ごぞうろっぷ》」すべてを刺激し、内臓にも効果があります。

枕の位置

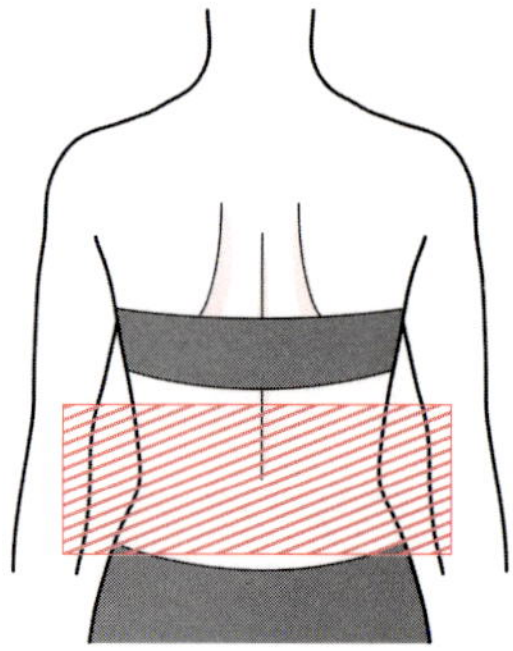

1

仰向けになって、腰の下に枕を入れ、両手と両脚を伸ばす

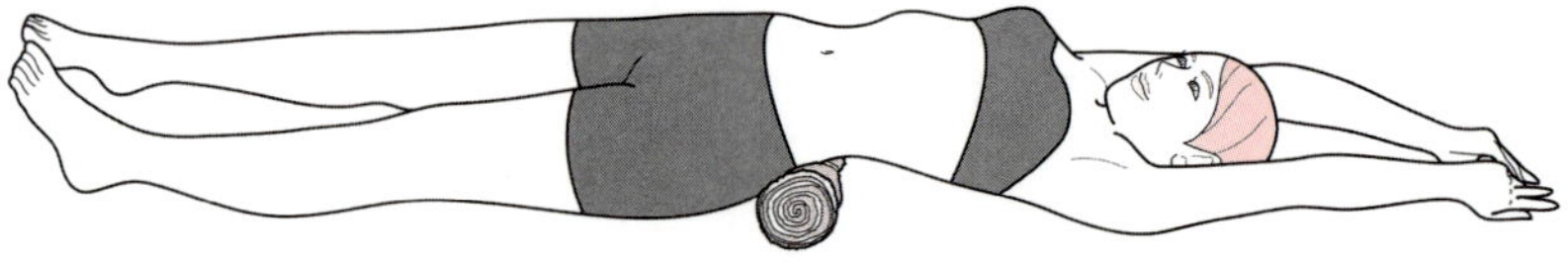

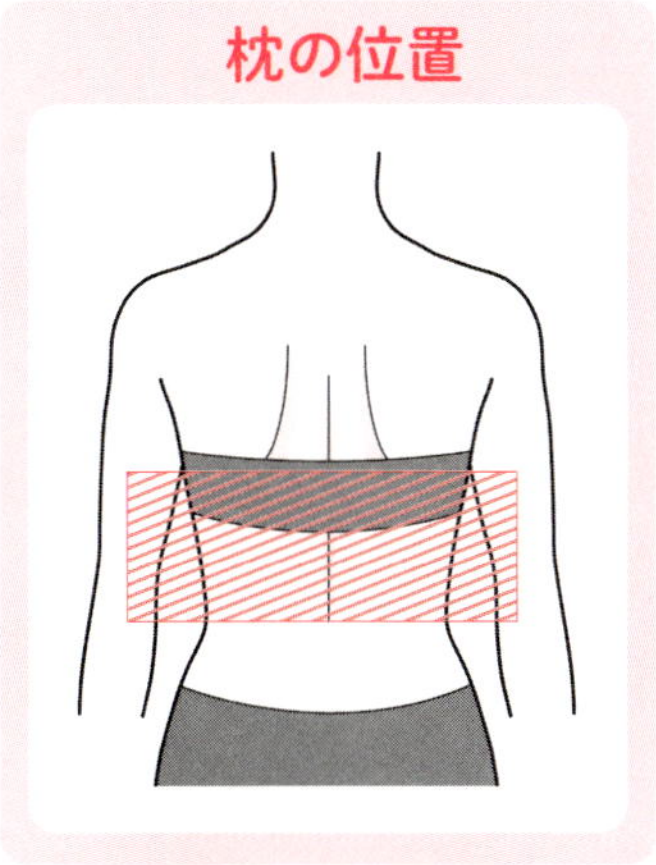

2

仰向けになって、肩甲骨の下側に枕を入れ、両手と両脚を伸ばす

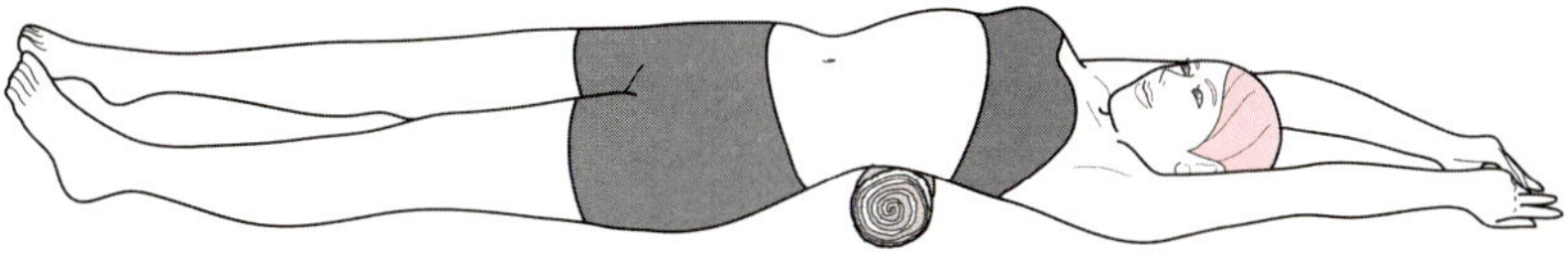

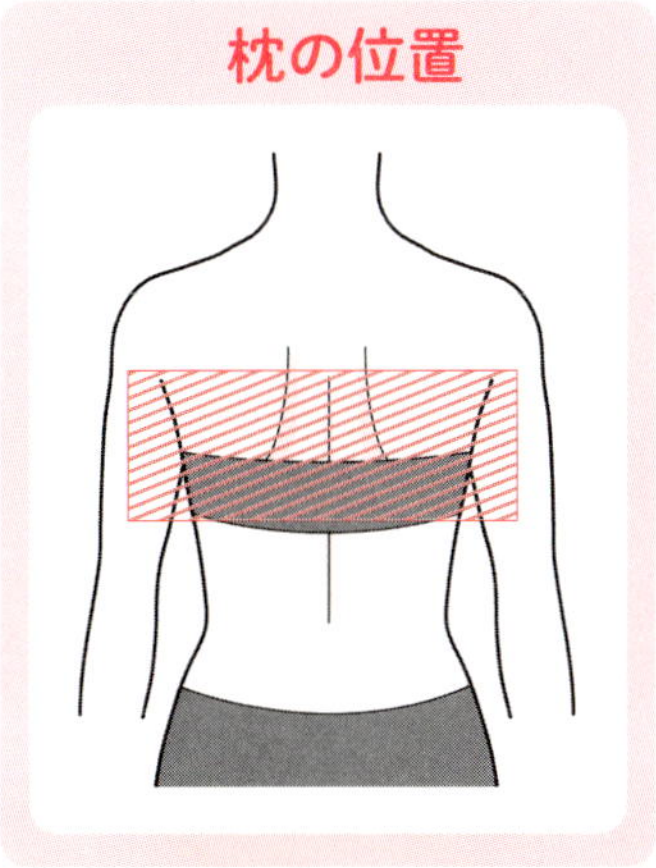

3

仰向けになって、胸の裏側に枕を入れ、両手と両脚を伸ばす

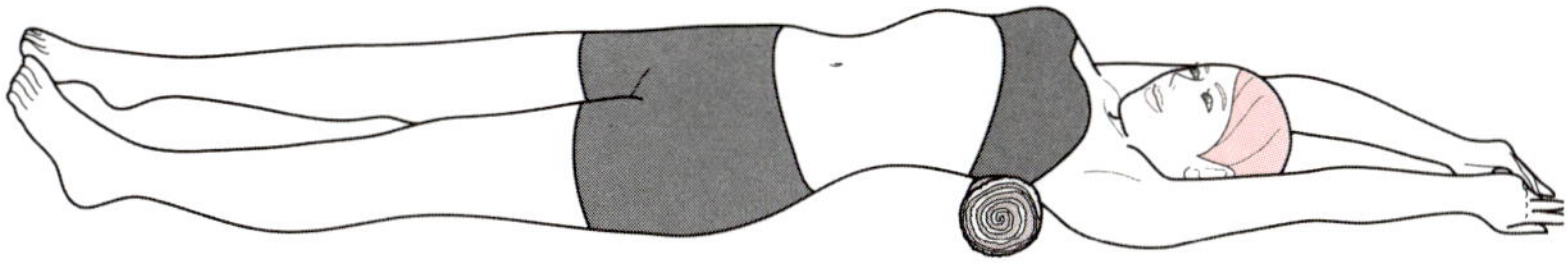

効果的な背中枕ストレッチのやり方

ここまで4つの背中枕ストレッチをご紹介してきました。いちばんのポイントとなるのが手と足です。**手は小指同士を、足は親指同士をつけます**。体が硬くて難しい人もいるかもしれませんが、なるべく意識して手と足の指同士をつけるようにしてください。

「回数はどれくらいやればいいですか?」とよく聞かれるのですが、**1日1回でも2回でもOK**。お風呂あがりは体がやわらかくなっているので、やりやすいでしょう。寝る前におこなうことで、ぐっすり眠れるのでおすすめです。

それぞれのストレッチは**1分からスタートして、徐々に時間を増やしていってください**。1箇所1分なら合計4分ですから、忙しい人でもできますね。ちなみに私は1箇所5分が基本ですが、時間がないときは1、2分になることもあります。

無理せず自分のペースで構いませんが、たとえ短時間でも毎日続けるようにしましょう。

3章では、背中枕ストレッチにプラスしておこなうとよい、ピンポイントの不調に効くツボや整体をご紹介します。

3章

ピンポイントの不調に速効！

福辻式 ツボ&整体ストレッチ

首こり

首は５kgもの重さの頭を支えていますから、こりやすいのは当然です。また、首にはいろいろな神経や器官が通っています。首がこり固まると、自律神経のバランスがくずれ、原因不明の不調が起こりやすくなります。

首のこりに効くのは後頭部にある「風池《ふうち》」というツボです。息を吐きながら痛気持ちいい程度にゆっくり押し、吸いながらゆっくり離します。５回ほど繰り返しましょう。整体のほうは、首の自然な湾曲を促し、ストレートネックの解消にもつながります。首のこりが解消されると、慢性疲労や不眠症の解消にもつながります。

おすすめのツボ

風池《ふうち》	後頭部の筋肉の両端 後頭骨（耳の高さくらい）の下

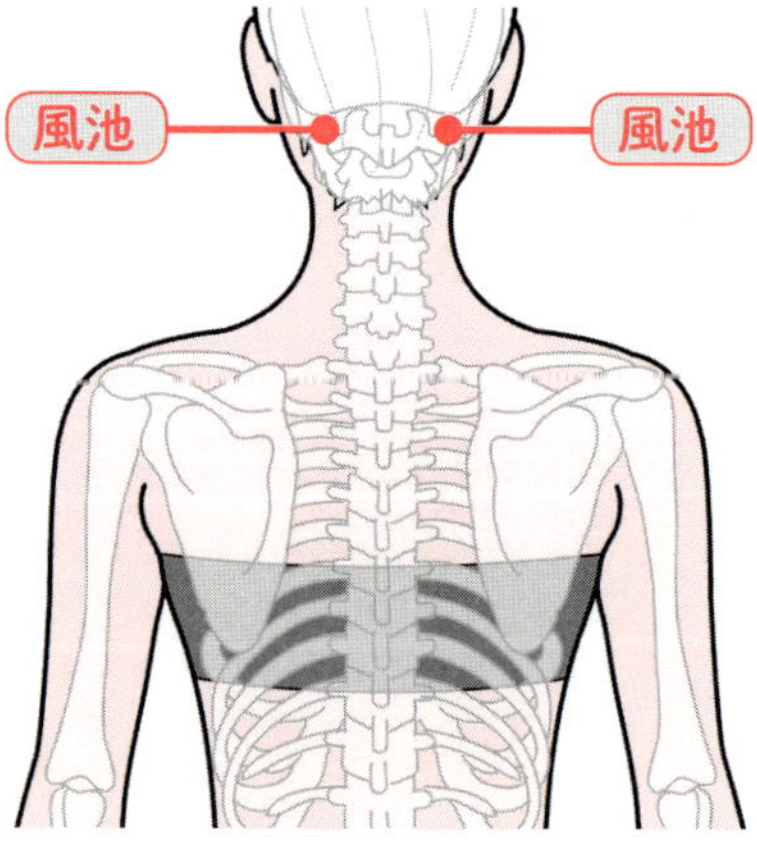

整体＆ストレッチ

1 バスタオル１枚を30㎝幅に折り、丸めて首用タオル枕をつくる（首が少し反るくらいになるよう、足りなければタオルを追加するなどして調整する）

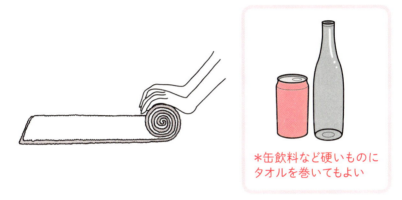

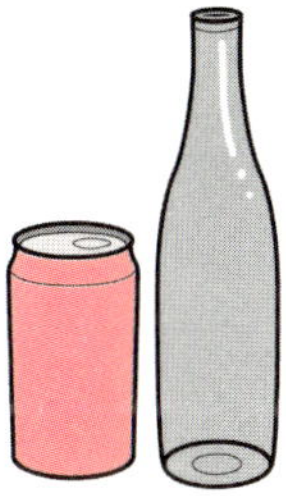

＊缶飲料など硬いものにタオルを巻いてもよい

2 首用タオル枕を首の下に置いて寝る（寝る前に10分程度）

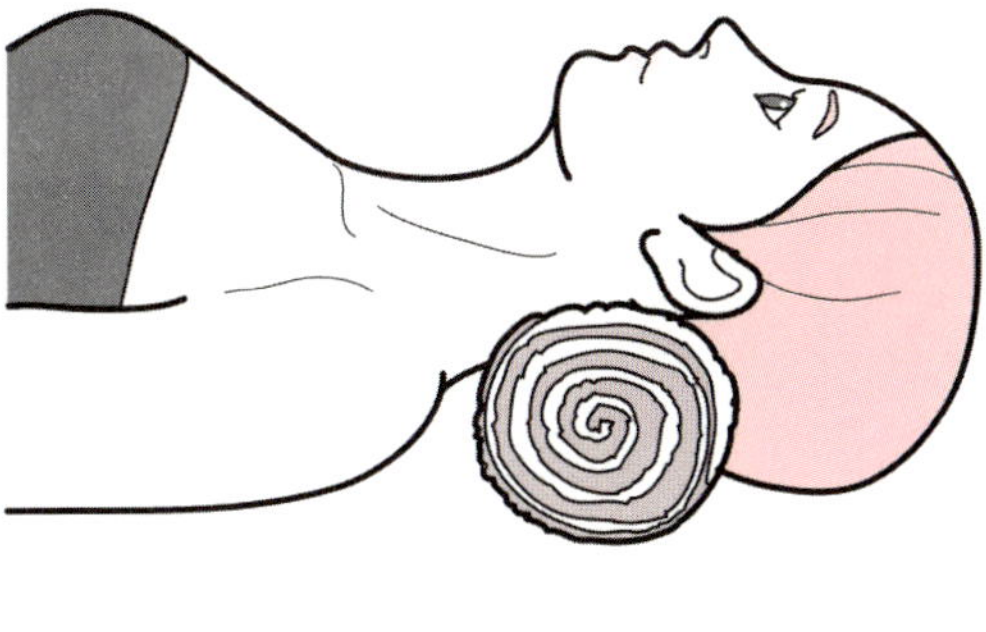

頭痛

ひとくちに頭痛といっても、前頭痛、側頭痛、後頭痛から偏頭痛まで、いろいろあります。細かく分ければやり方はいろいろありますが、頭痛に万能に効くツボは、なんといっても「百会《ひゃくえ》」です。百会は頭のてっぺんにある、左右の耳と鼻の中心がちょうど十字で交わる位置にあります。押すと少し痛いかもしれません。

整体では足を動かします。なぜ頭痛なのに足？　と思われるかもしれませんが、東洋医学で頭痛は、頭に気が上昇している、いわばのぼせている状態です。足を動かすことによって、上昇した気を足に引き戻し、体全体のバランスを整える作用があります。

おすすめのツボ

百会《ひゃくえ》	頭の正中線と、左右の耳を結んだ線が交わる場所

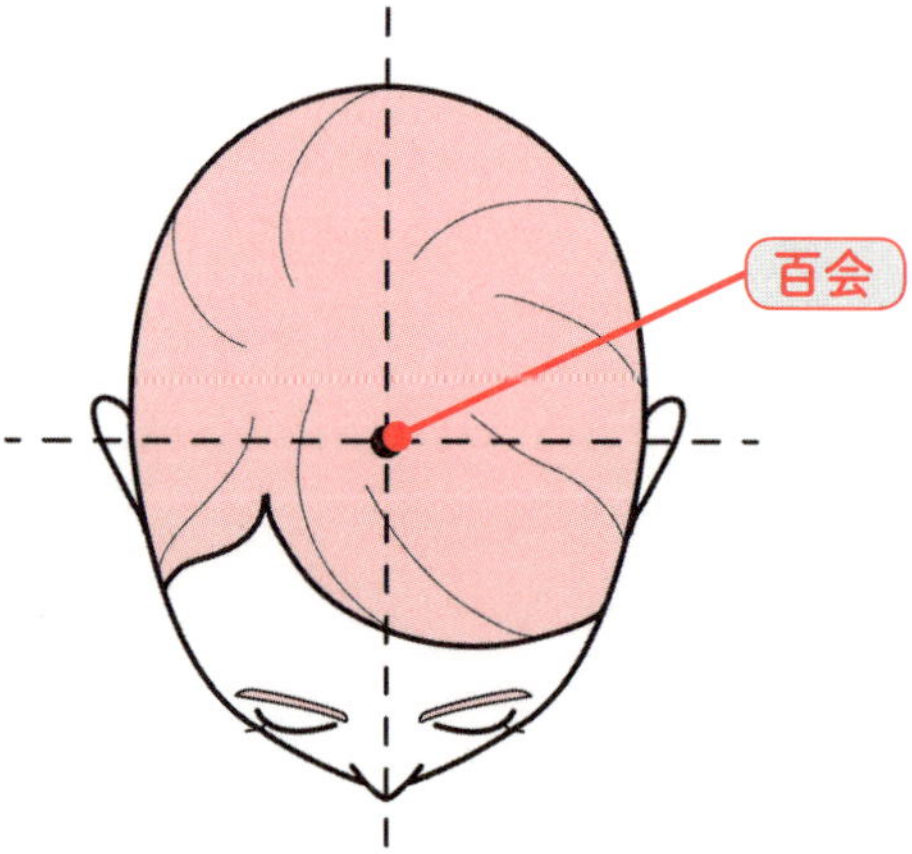

整体 & ストレッチ

仰向けに寝た状態で、足首を片足ずつ交互に、曲げる、伸ばすを繰り返す

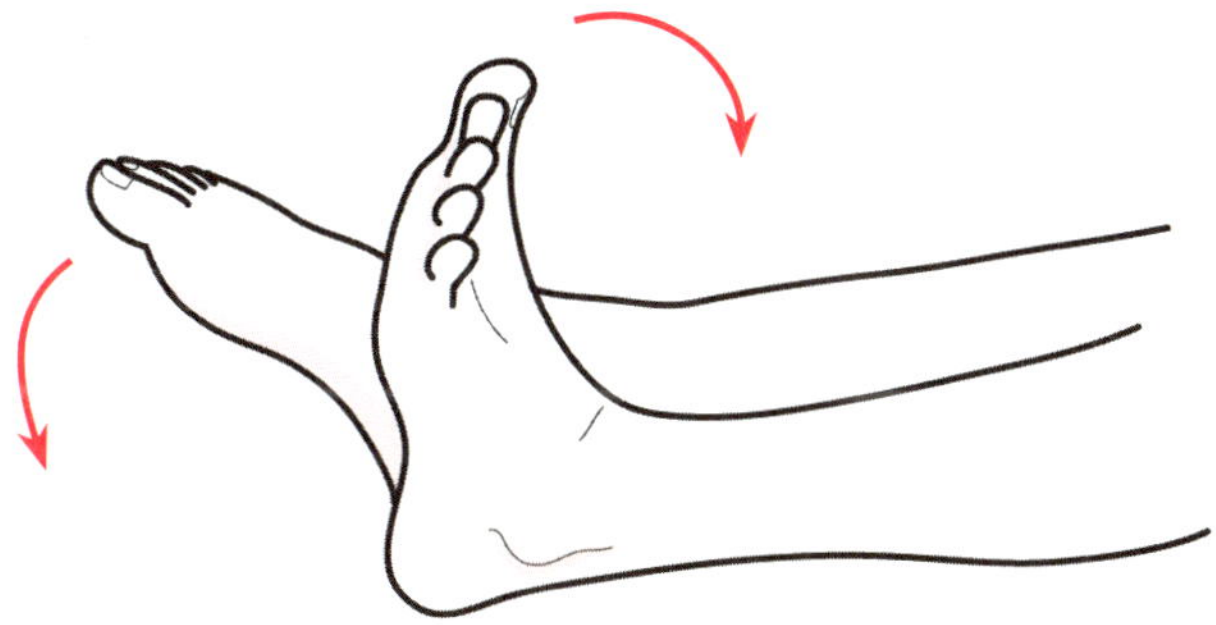

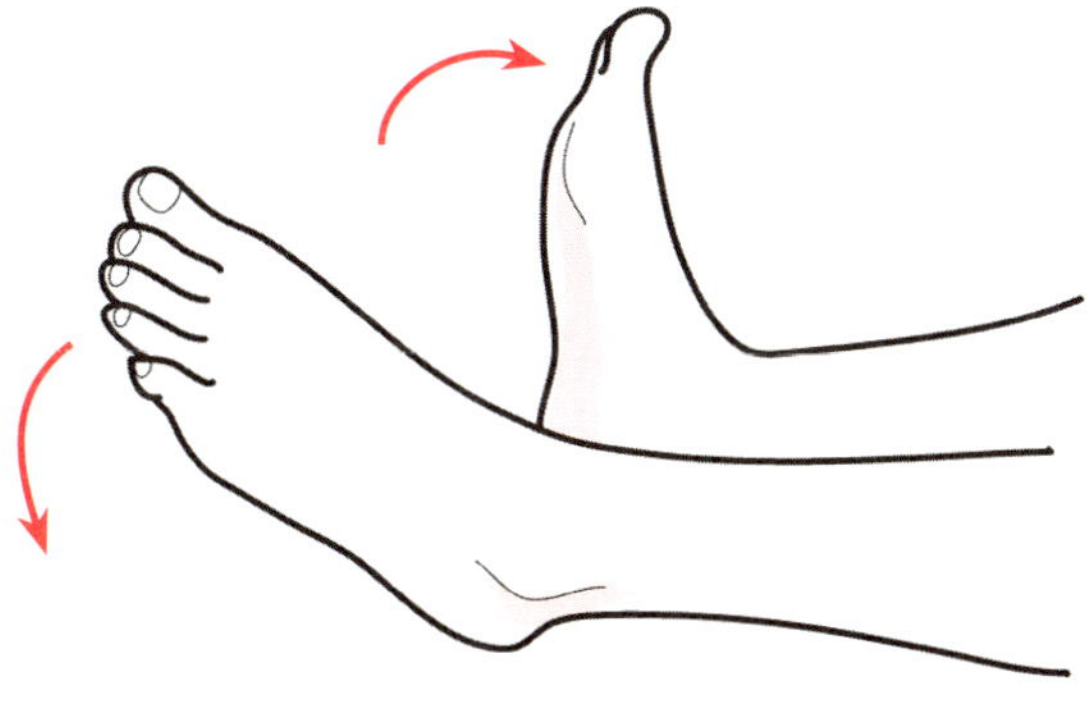

＊イスに座った状態でおこなってもよい

目の疲れ

目の周囲にもツボがたくさんありますが、目の疲れに効くのが「太陽《たいよう》」です。普段、パソコンやスマートフォンなどで目を酷使している人は、このツボを押すと、目やその周囲にずーんと響くような痛みを感じるかもしれません。目のツボを押して血行をよくすることで、目の疲れをとるだけでなく、視力低下を改善する効果や、老眼予防なども期待できます。

整体では整体師でも動かしにくいといわれる、頸椎《けいつい》の１番２番を刺激します。このあたりは目のほうにつながる神経があるので、刺激をすることで血行をよくします。イスに座りながらでもできるので、仕事の合間にもやってみましょう。

おすすめのツボ

太陽《たいよう》	眉の終わりと目尻を一辺とする正三角形を外側に描いたときの、こめかみ側の点

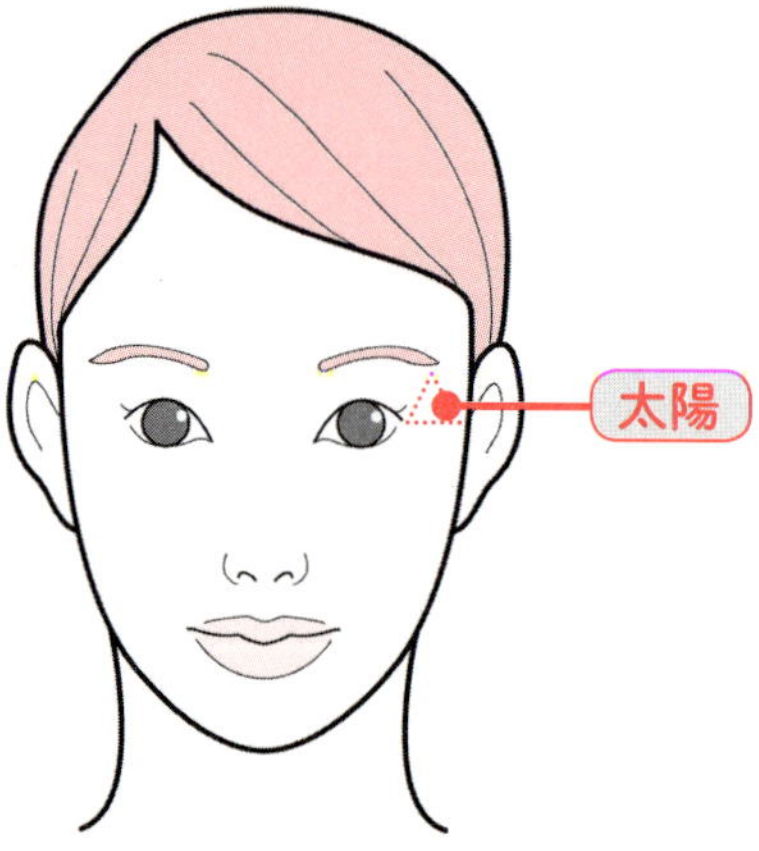

整体＆ストレッチ

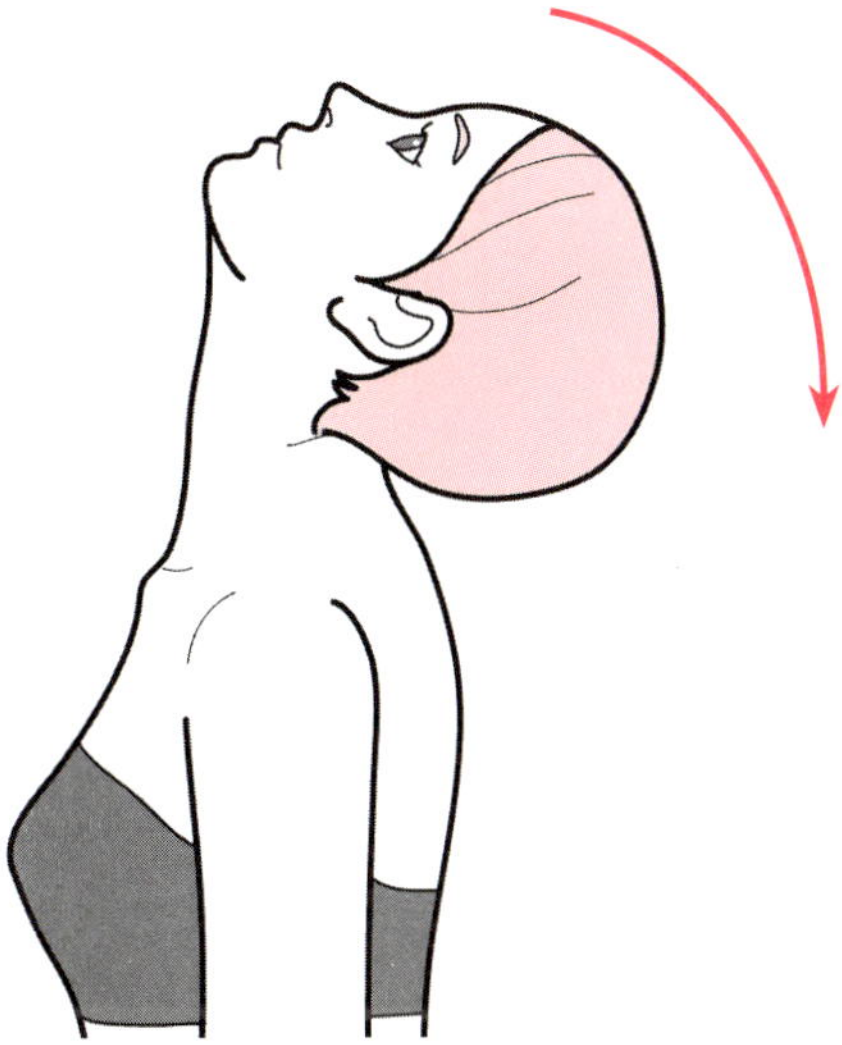

1 首を後ろにそらす

2 後ろにそらせた状態で、首を横に倒し、斜め上を向く（左右ともおこなう）

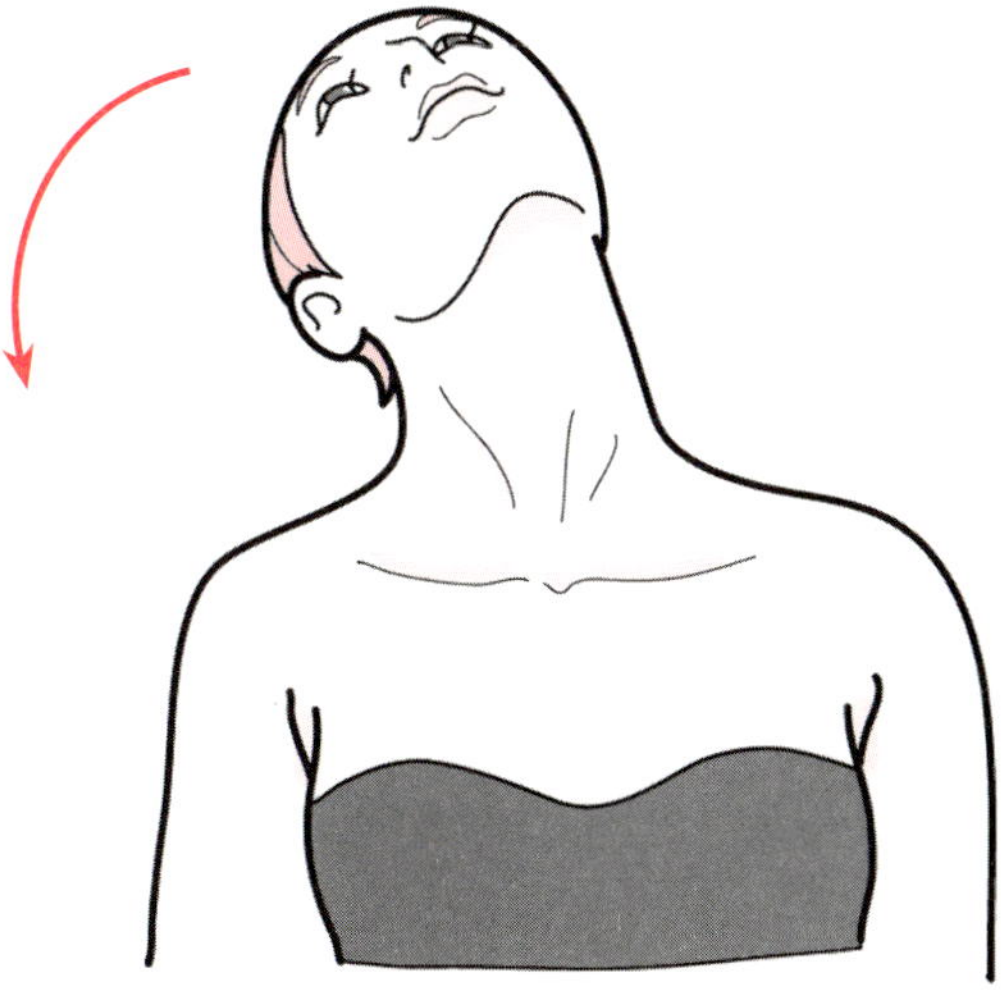

歯ぎしり、顎関節症

寝ている間に無意識に歯ぎしりをしている人が増えています。また、患者さんのなかには、歯の治療に行ったところ、口が開かずに治療ができないといわれて来院してくる人もいます。

顎関節《がくかんせつ》が硬くなると、後頭骨が硬くなります。後頭骨は背骨を通して腰のほうにつながるため、腰痛になることがあります。ですからツボ押しや整体であごがゆるむと、ガチガチだった腰までリラックスすることがあるのです。体をリラックスさせるには、口は軽く開けていたほうがいいのです。たとえば陸上競技の選手は、口を閉じたままでは速く走れないといいます。このツボ押しと整体で、体全体がゆるむ効果を感じてみてください。

おすすめのツボ

聴宮《ちょうきゅう》	耳珠（耳の顔側にある出っ張り）の前側、口を大きく開けたときへこむ場所

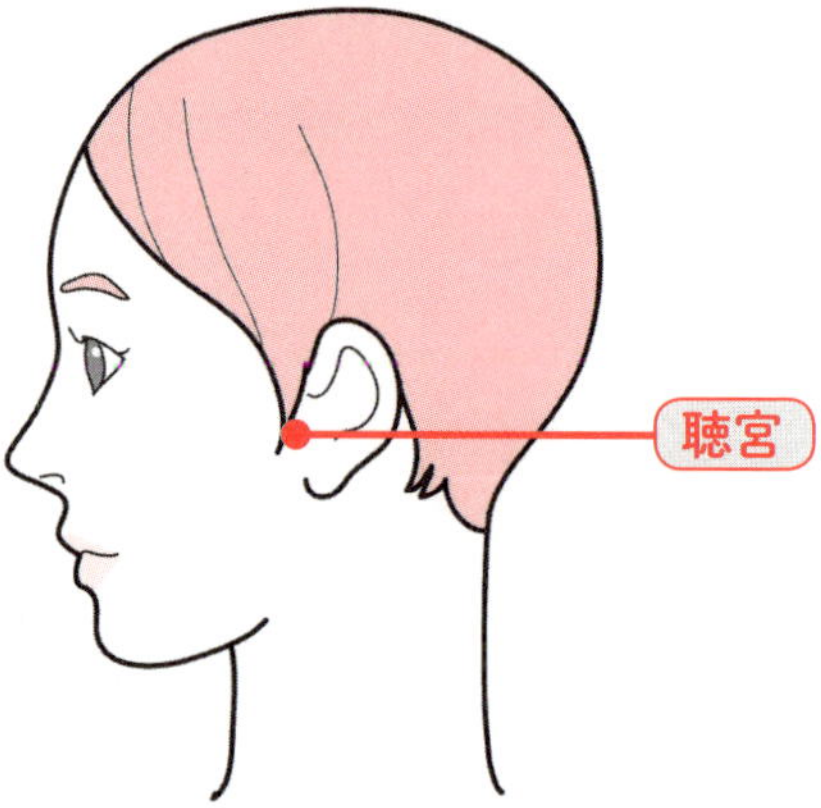

整体＆ストレッチ

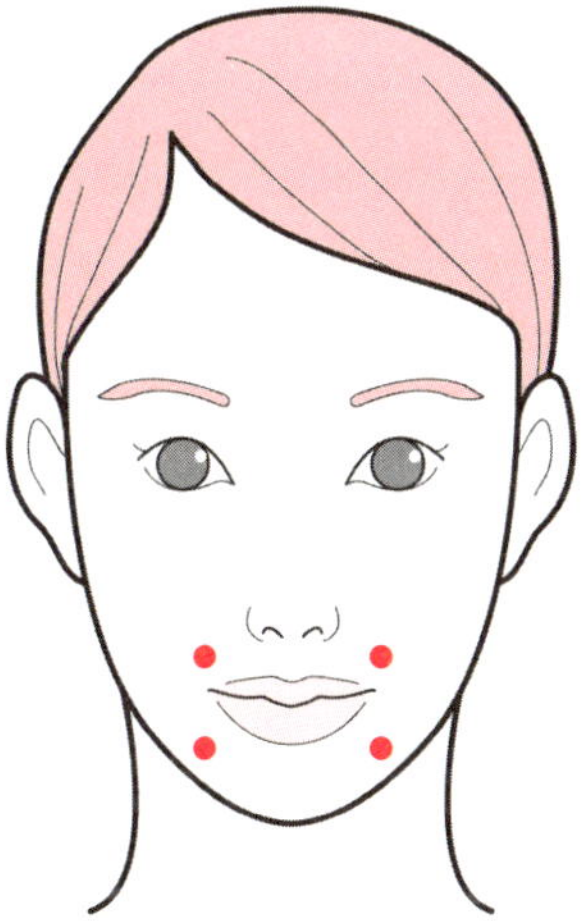

1 親指と人さし指を使って、右手で鼻の下、左手で口の下の２点を押さえる

2 右手と左手が逆方向になるようにして、上顎と下顎を左右に動かす

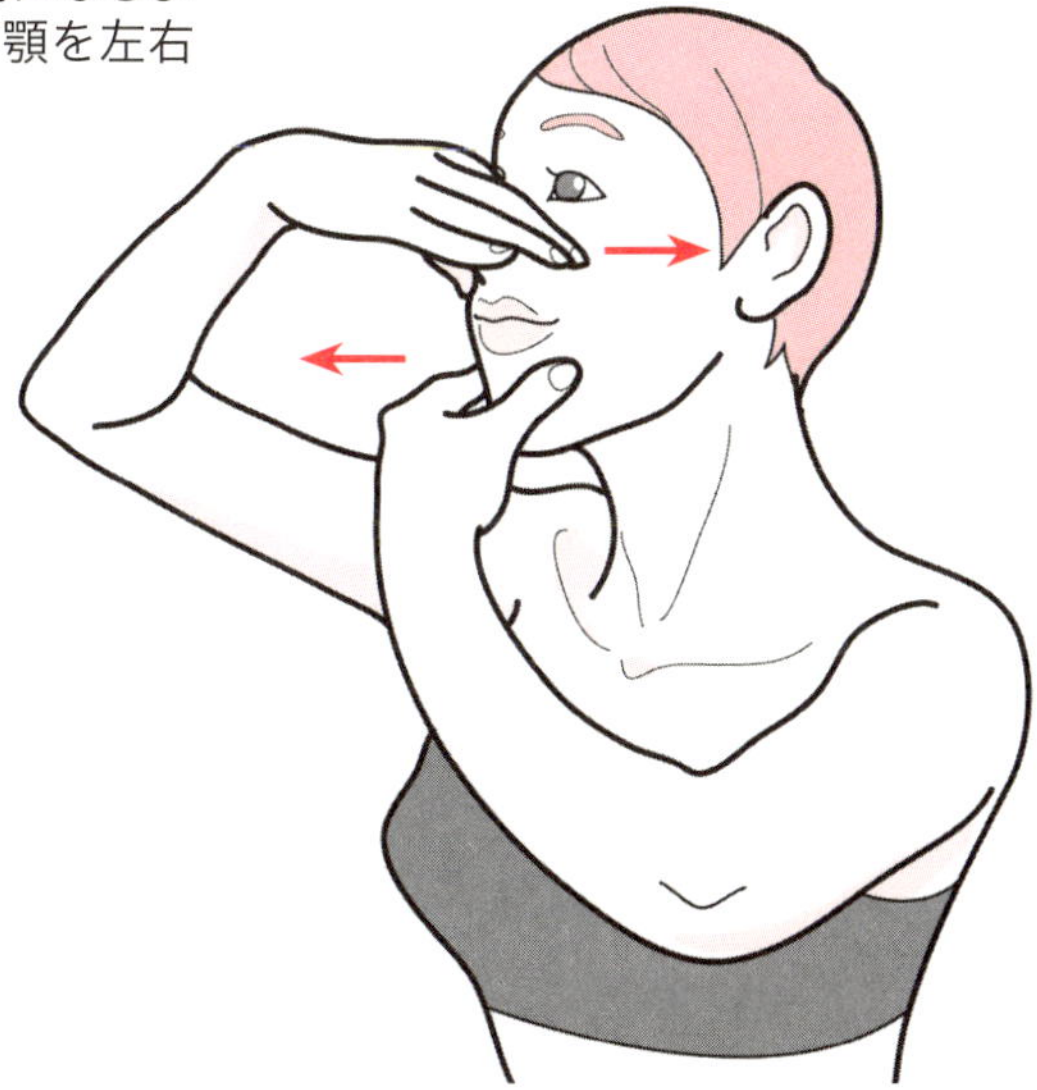

肩こり

ここで紹介する「肩井《けんせい》」というツボは、肩こりではいちばん有名なツボといっていいでしょう。体の前側と背中側の境目、ちょうど肩のいちばん高くなっているところの真ん中あたりにあります。肩井に反対側の手の中指を当てたまま肩を軽く動かすと、指がぐっと中に入っていきます。普通に押しているよりも、いい刺激になるので、肩こりの解消につながります。

筋肉は怒らせると反発します。強くもみすぎると本来の弾力性も失われてしまうのです。だから、筋肉に対しては優しくなだめるように接しましょう。無理にぐいぐい押すのではなく、指を置いたら肩を動かすことで刺激する程度で十分です。

おすすめのツボ

肩井《けんせい》	首から肩の間の真ん中

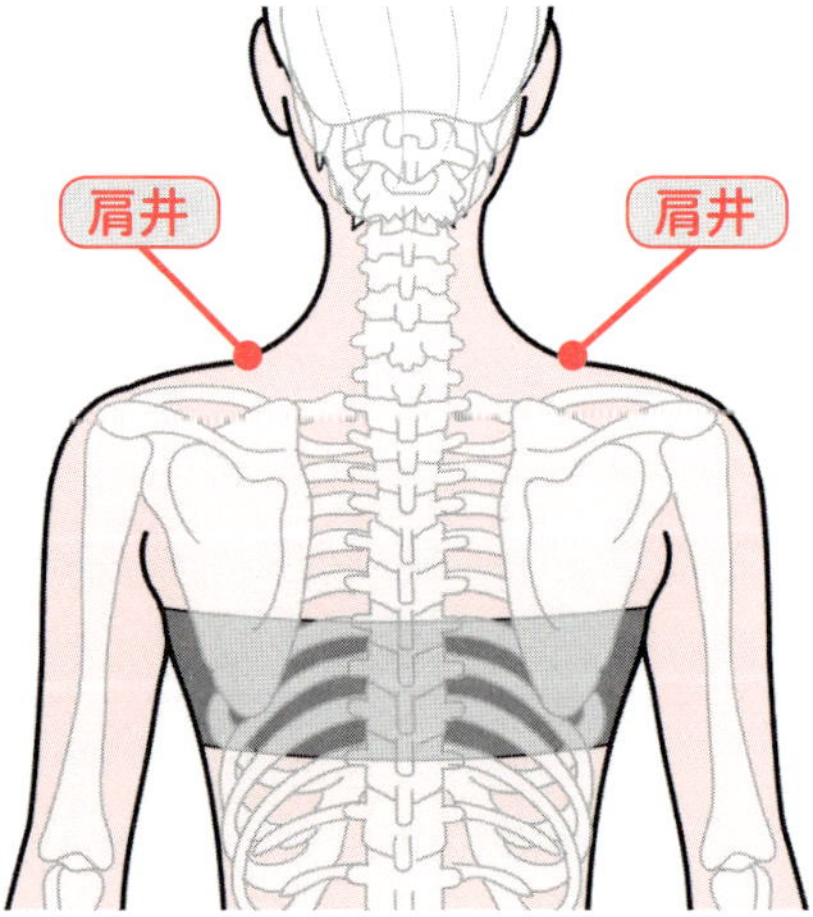

整体 & ストレッチ

018〜019ページの背中枕ストレッチ（縦）をおこなう

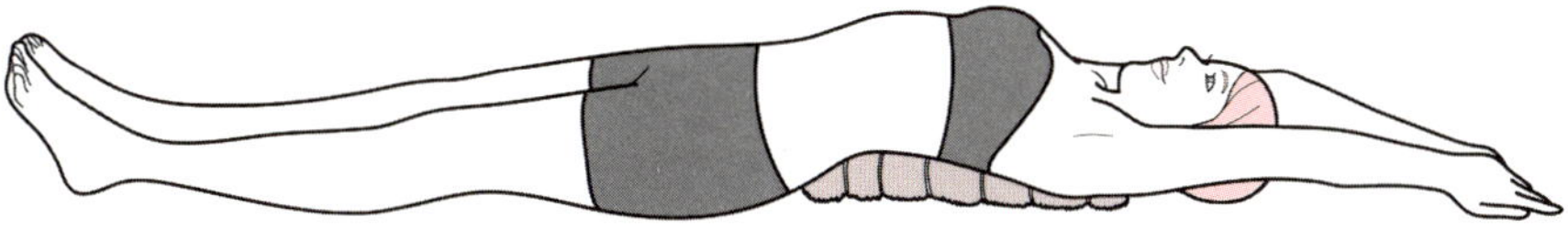

背中のこり、肩の内側のこりに効くツボ

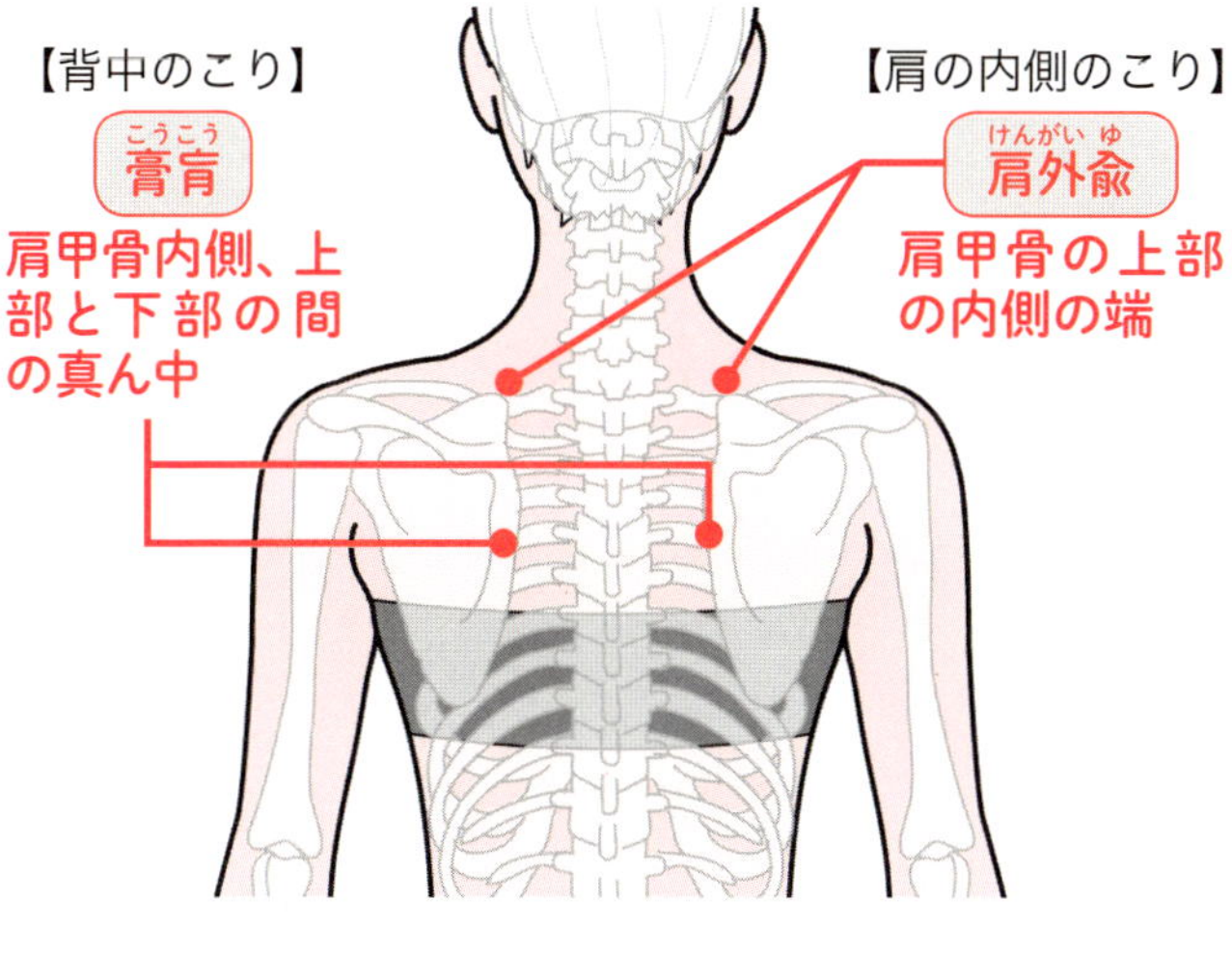

腕の疲れ

腕の疲れは肩こりや背中のこりにもつながっています。片腕の重さは体重の 12 分の 1 といわれています。体重が 50kgの人では、約 4 kgもあるのです。これを支えているのが肩と背中というわけです。

腕のつけ根にある「肩貞《けんてい》」は、刺激をするとずーんとした痛みを感じる人が多いようです。刺激をすることで血行がよくなり、腕が軽くなったように感じる人もいるでしょう。整体では腕を使う方法を紹介していますが、タオルを背中側に持って、背中をごしごしと洗うようにして動かし、腕と背中を気持ちよく刺激するのもいいでしょう。毎日のお風呂でもできる方法です。

おすすめのツボ

肩貞《けんてい》

脇を閉じたとき、肩の後ろ側にできるシワの先端

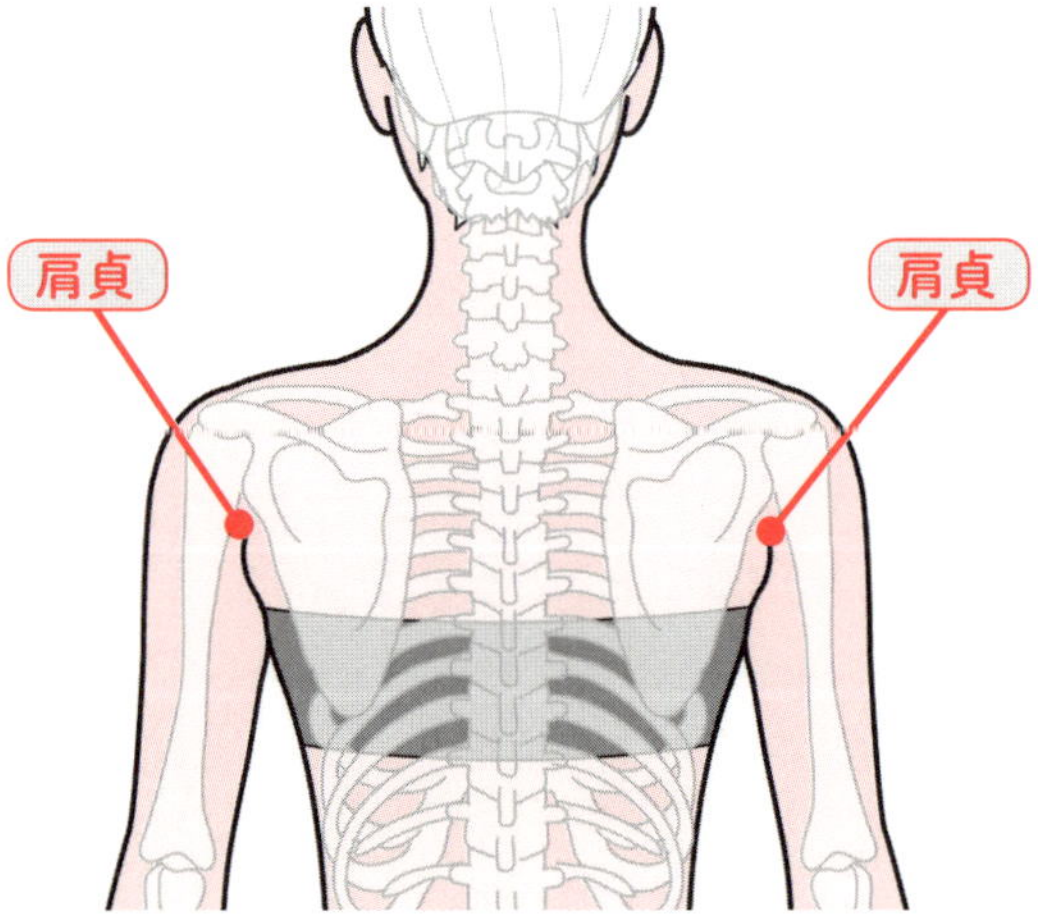

整体 & ストレッチ

1 右手で左手の手首を持ち、右下に引っ張る

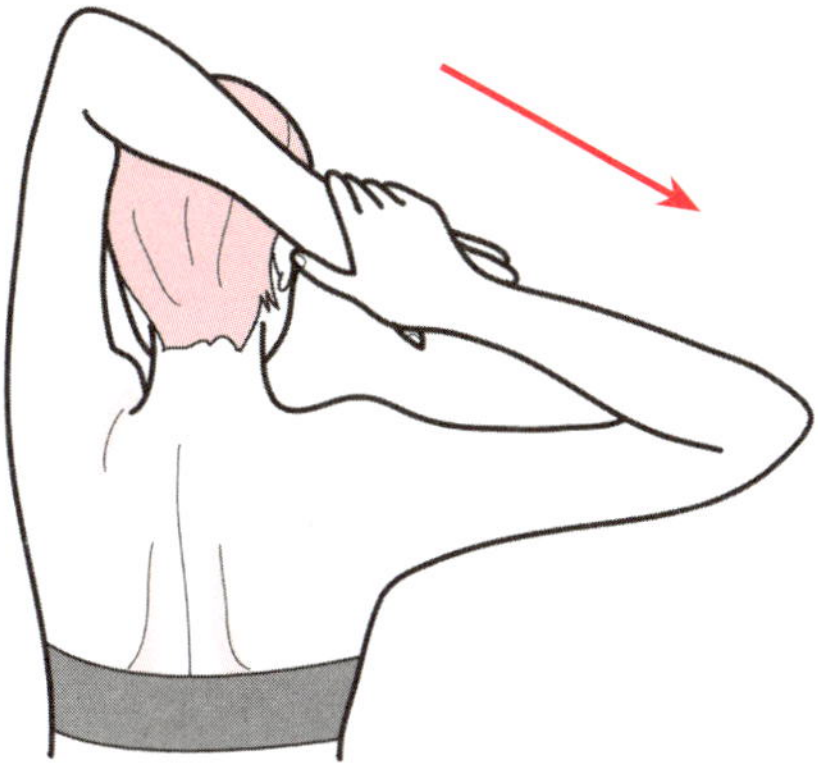

2 反対側も同様におこなう

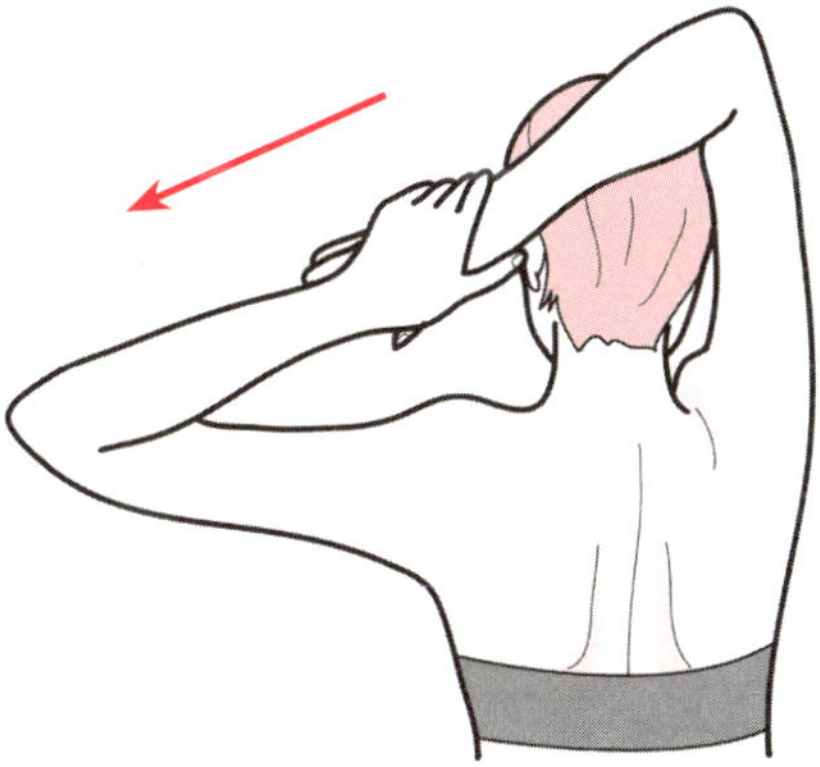

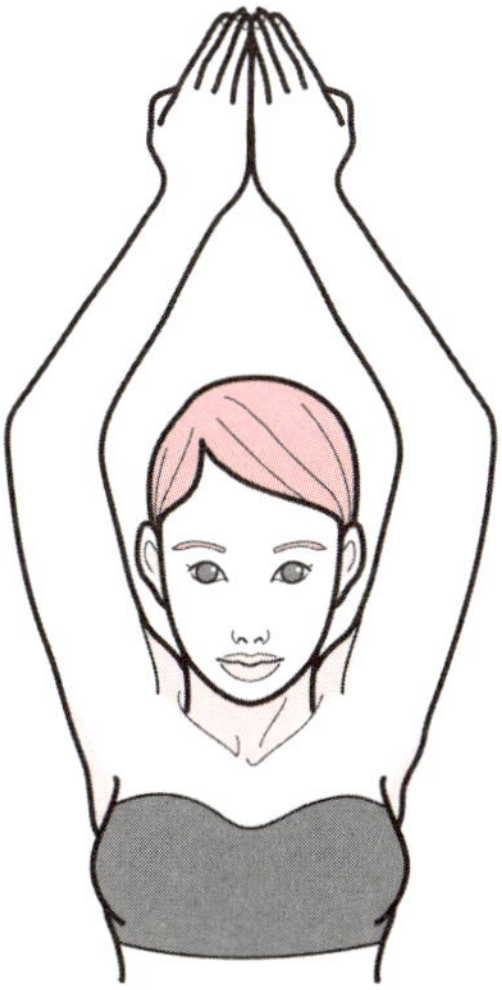

3 両手を頭の上にあげて、小指同士をつける。その状態でなるべく後ろにそらせる

腱鞘炎

腱鞘炎では、親指を反らすとくぼむ部分にある「陽谿《ようけい》」というツボをグーッと押します。実際、親指側に腱鞘炎が起こることが多く、ここを刺激するとかなり痛みを感じる人もいるでしょう。

また整体では、腕を内側にねじる、親指を内側にねじるといった動きがおすすめ。なぜなら、それが本来の腕の筋肉の動きだからです。

普段パソコンなどを使っているときにはほとんどしない腕の向きになるので、縮んでいた指や筋肉を伸ばすことにつながり、いい刺激になります。

おすすめのツボ

陽谿《ようけい》	親指と手首の境目あたりで、手のひらを大きく広げたときにくぼむ場所

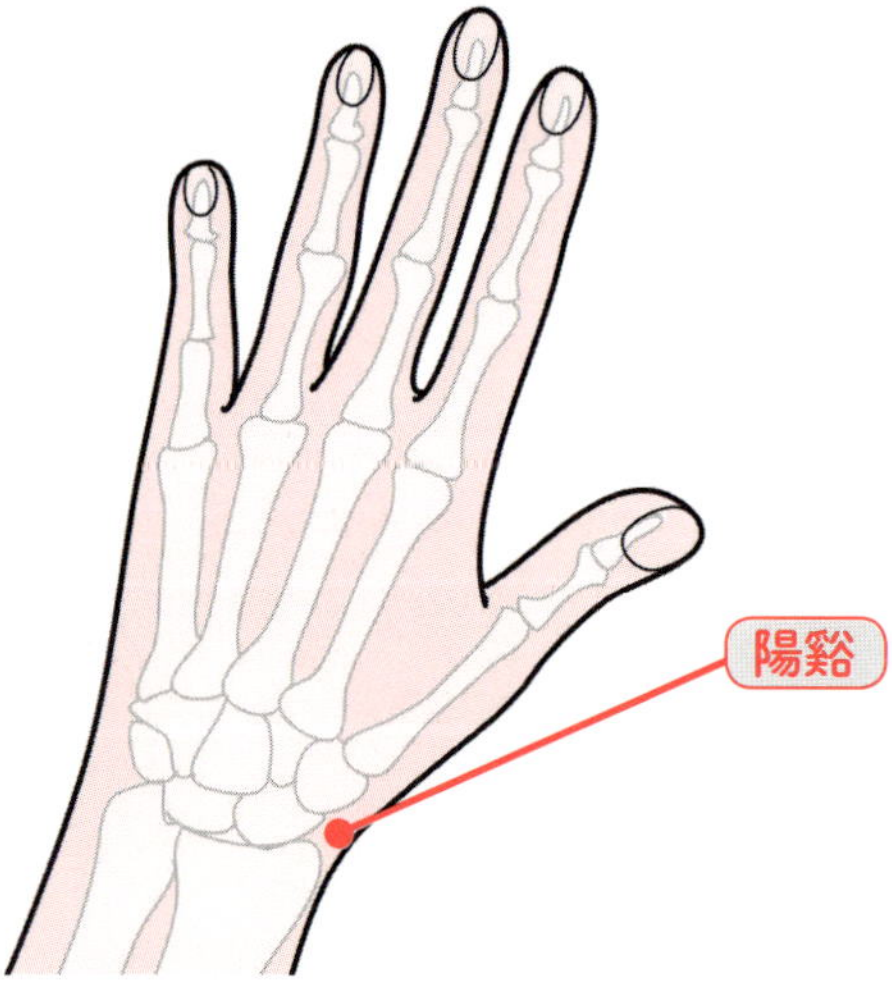

整体＆ストレッチ

1 腕を伸ばして内側にねじる

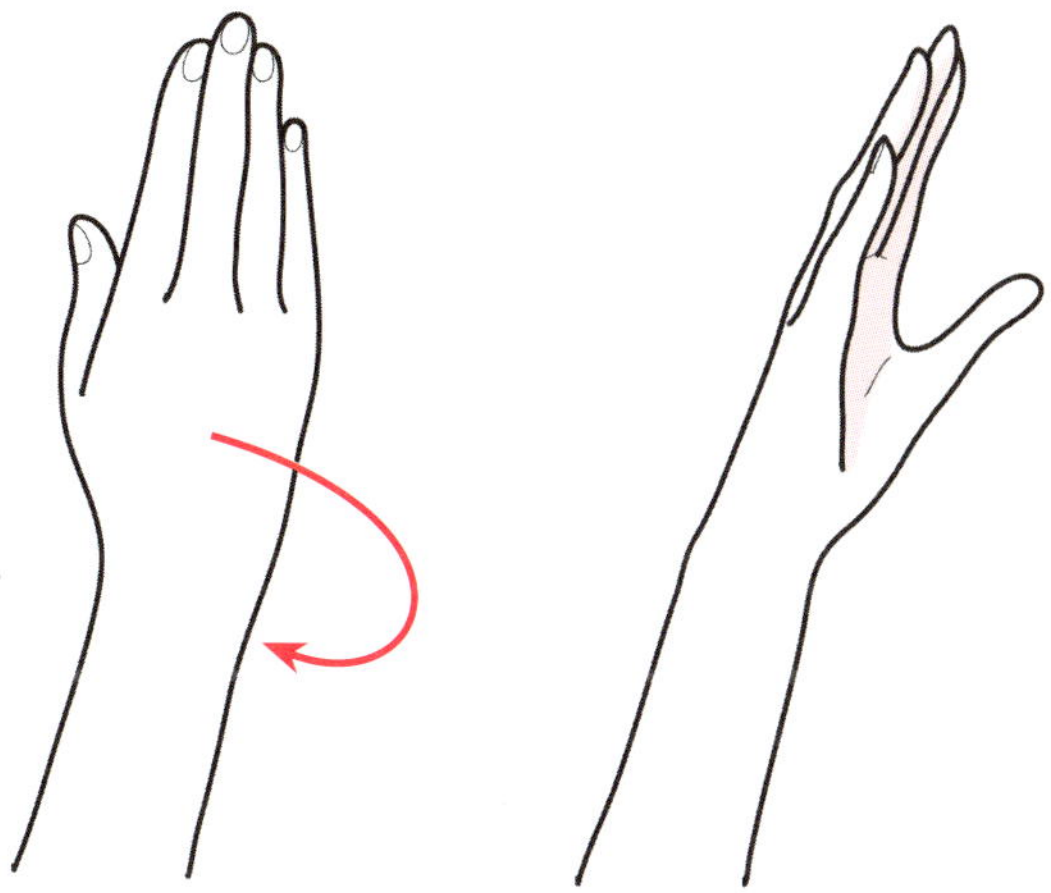

2 片手で親指をつかみ、内側にねじる。左右同様におこなう

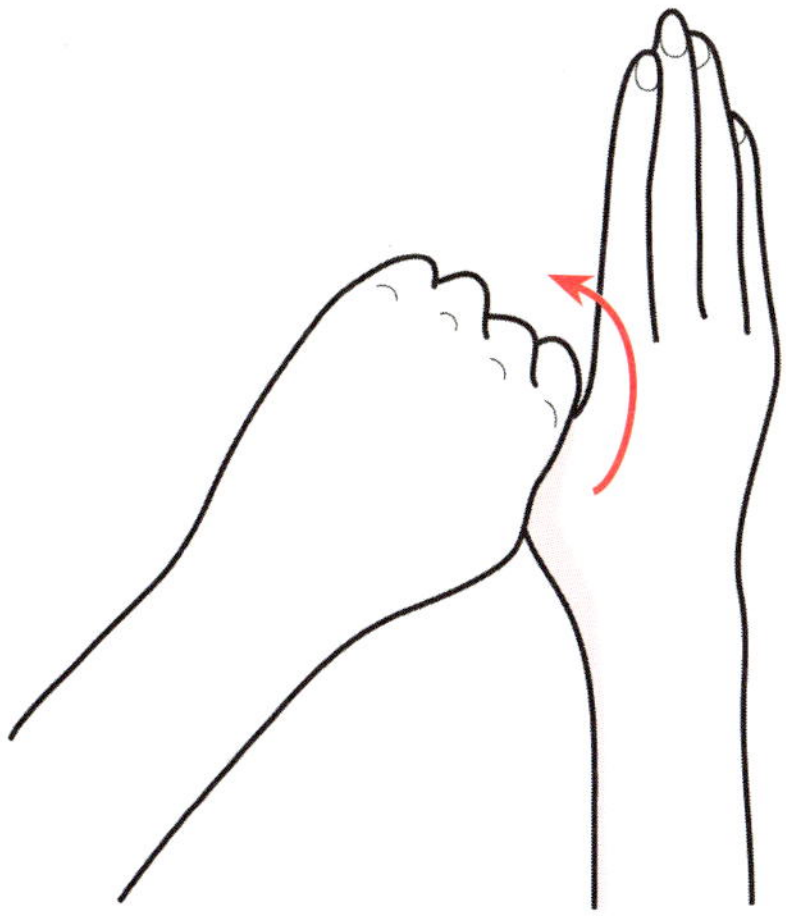

腰痛

腰の高いところにある「大腸愈《だいちょうゆ》」というツボを刺激します。腰に両手を当てるようにして、両手の親指先を左右それぞれの大腸愈に当てます。また、押すだけではなく、腰を前後左右に動かして刺激してもいいでしょう。「肩こり」のところで説明したように、強く押すよりは、体を動かすことで刺激したほうが、結果的に血行がよくなることが多いのです。

整体のほうは、足を左右に倒すだけなので、毎晩寝る前に布団の上で簡単におこなえます。腰をしっかりねじることがポイントなので、左右に倒すときは顔も一緒に動かさないように注意し、背中側も床から離れないようにしましょう。

おすすめのツボ

大腸兪《だいちょうゆ》	ウエストのくびれラインで、背骨から左右に指2本分進んだ場所

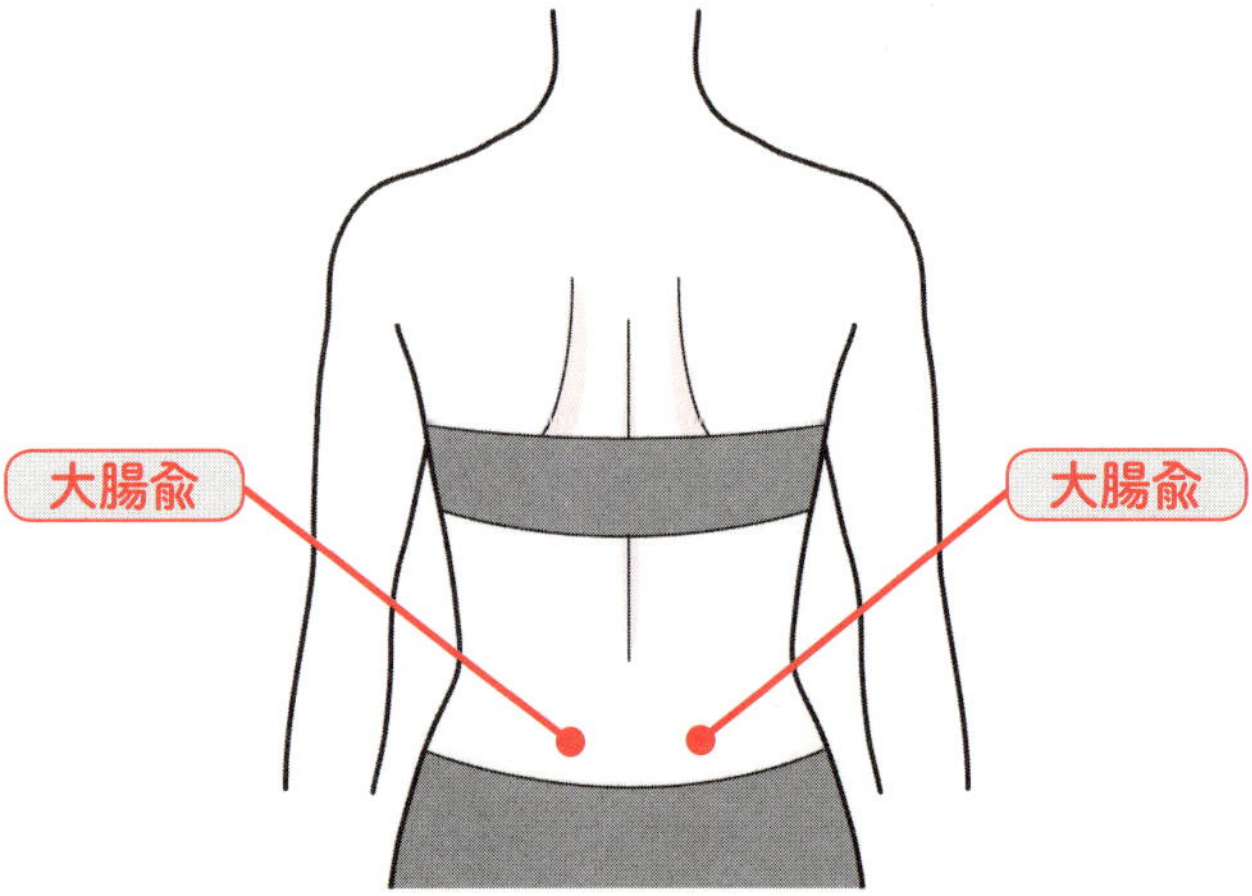

整体 & ストレッチ

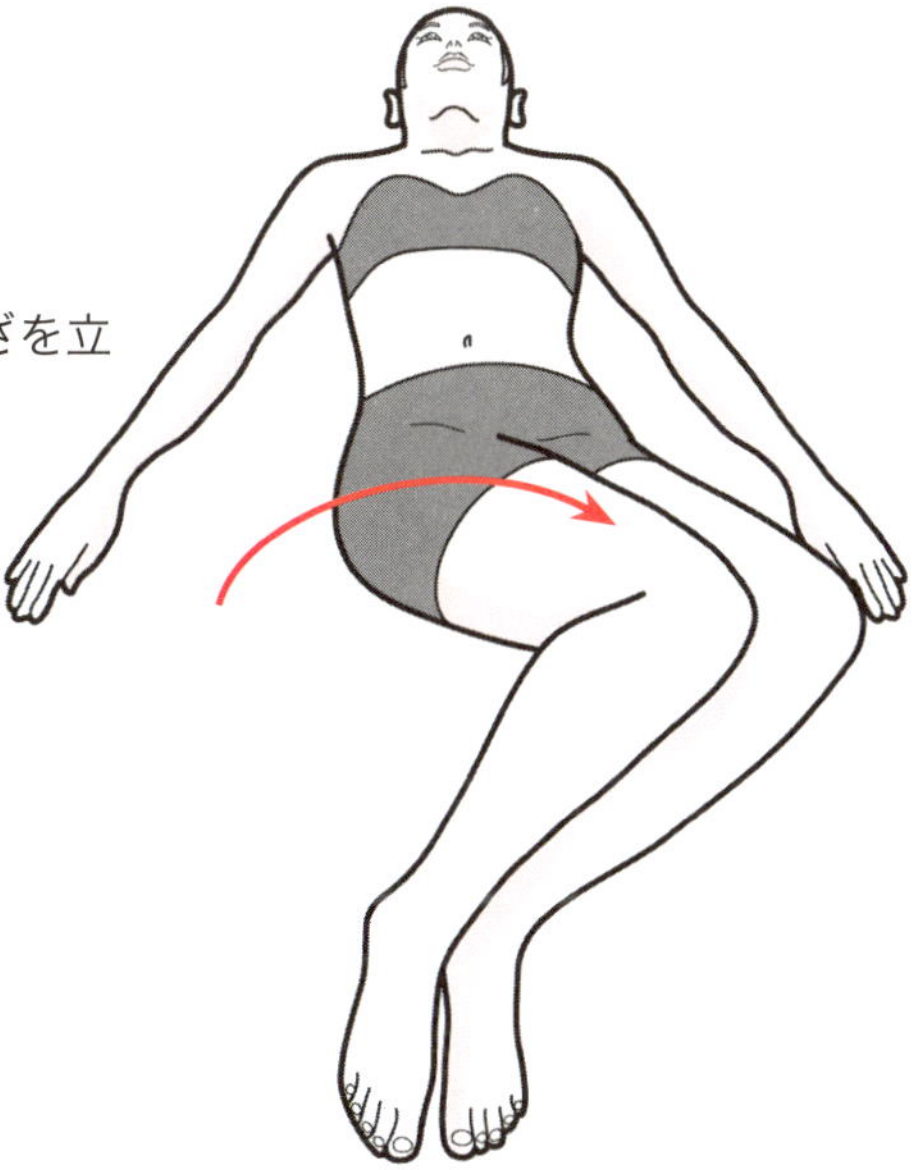

1 仰向けに寝た状態でひざを立てて、右側に倒す

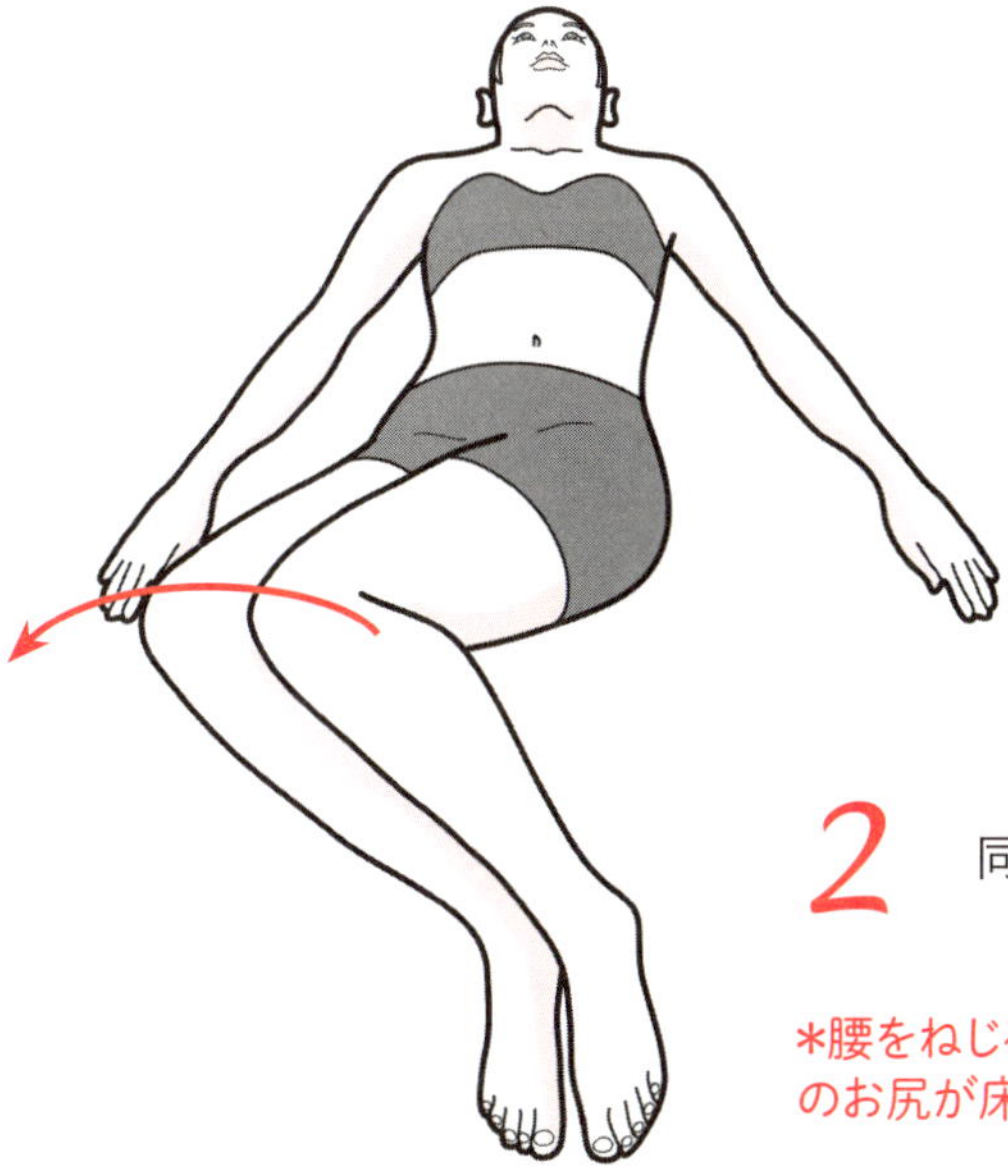

2 同様に、反対側に倒す

＊腰をねじる動きがポイントなので、両方のお尻が床から浮かない程度に倒すこと

坐骨神経痛

坐骨神経は腰からひざのあたりまで伸びているとても長い神経です。「内環跳《ないかんちょう》」は、おしりにキュッと力を入れたときにできるくぼみ、「おしりのえくぼ」の部分にあるツボです。中指を使って両方の内環跳を押すといいのですが、指で押しにくい場合は、痛いほうを上にして横向きに寝て、上から指でグーッと押しましょう。坐骨神経痛は、片側だけが痛いケースが多いのです。痛いほうを刺激したら、痛くないほうも刺激するとバランスがとれます。整体のほうは、片脚をあげて横に倒すだけですが、完全に脚を組むのはＮＧです。脚を乗っけるというよりは、交差させるイメージでおこないましょう。

おすすめのツボ

内環跳《ないかんちょう》	お尻に力を入れたとき、くぼむ場所

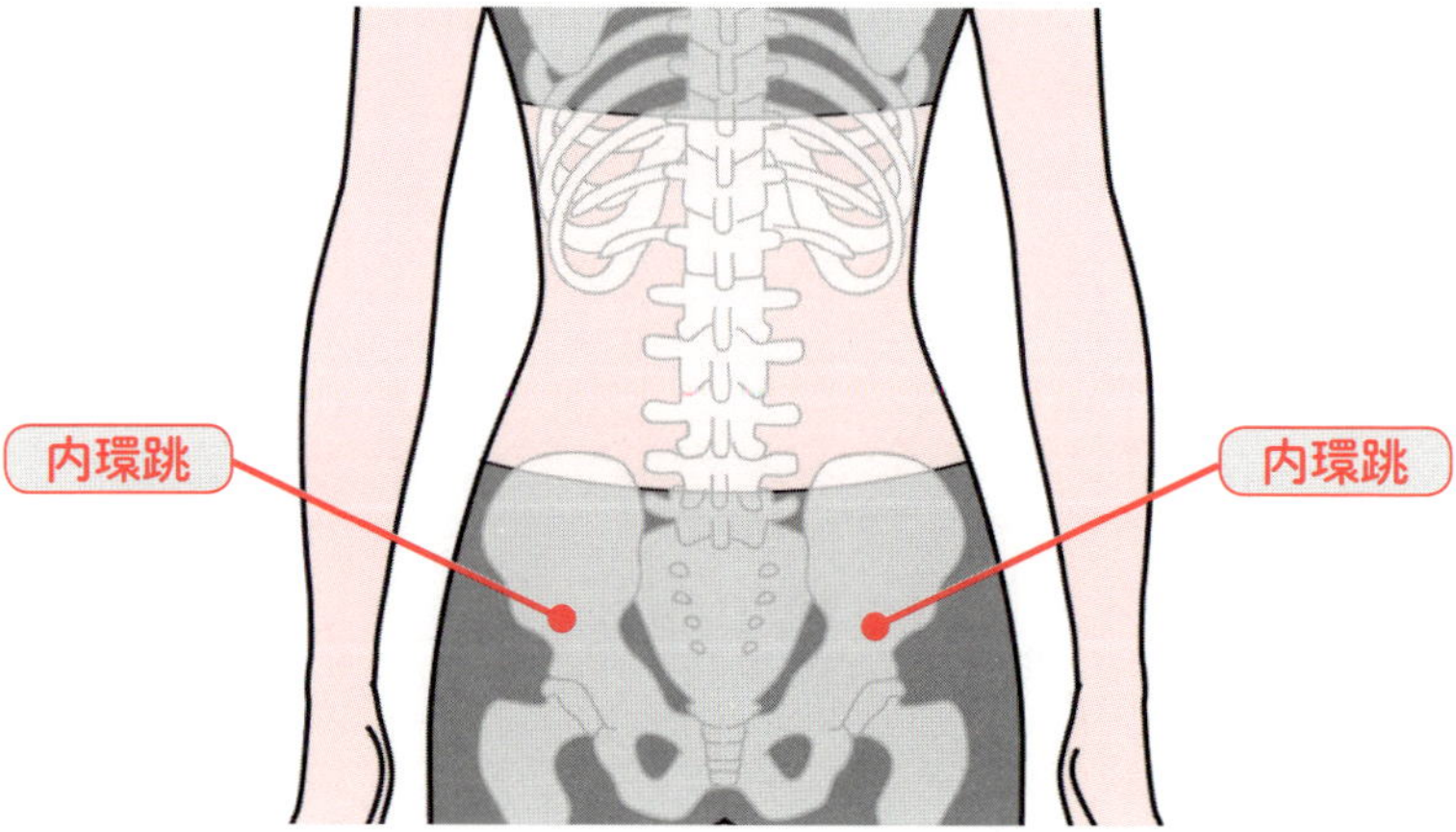

整体
＆
ストレッチ

1 右脚を上にあげる

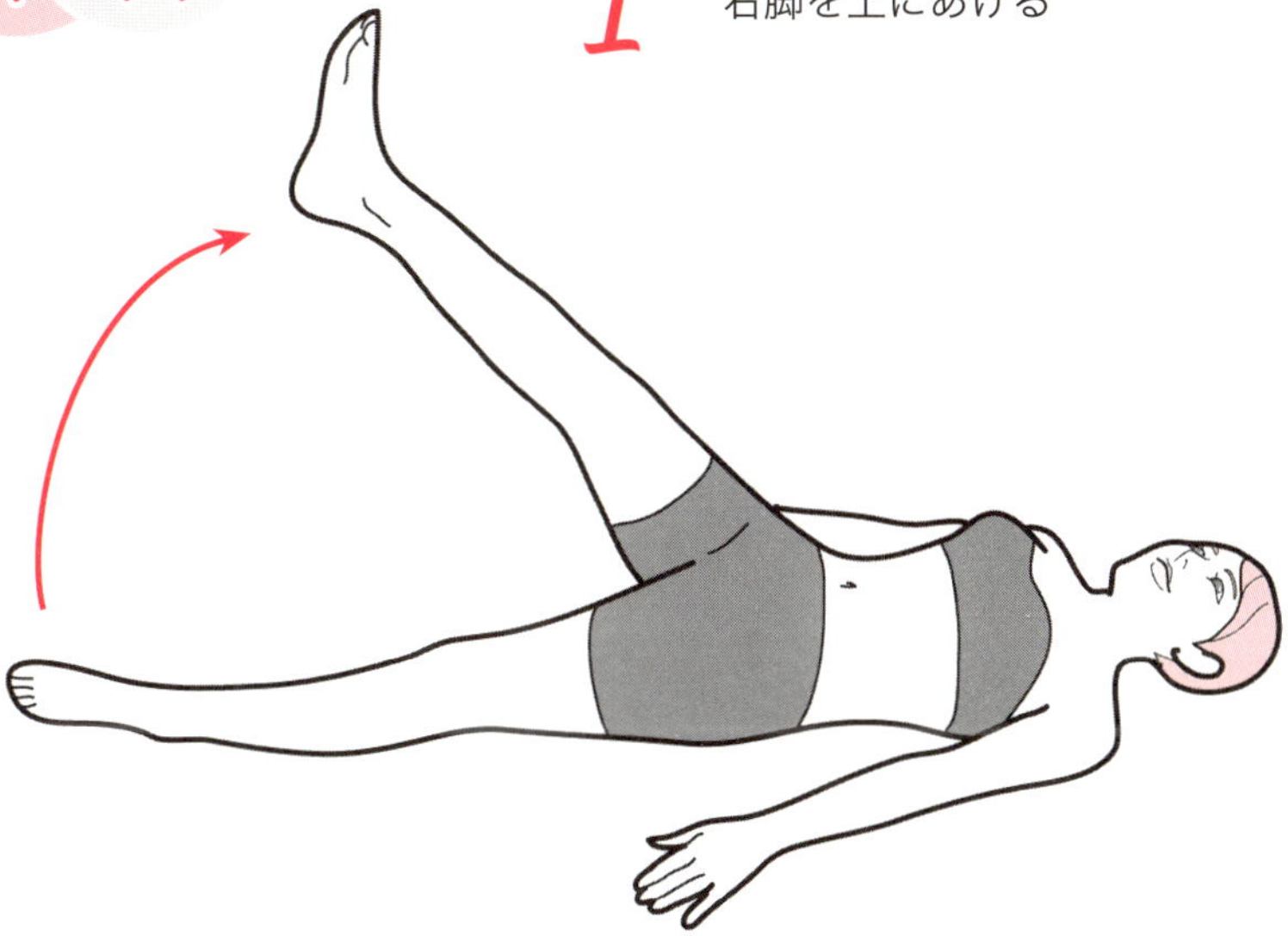

2 脚を交差させるようにして左側に倒す。
反対側も同様におこなう

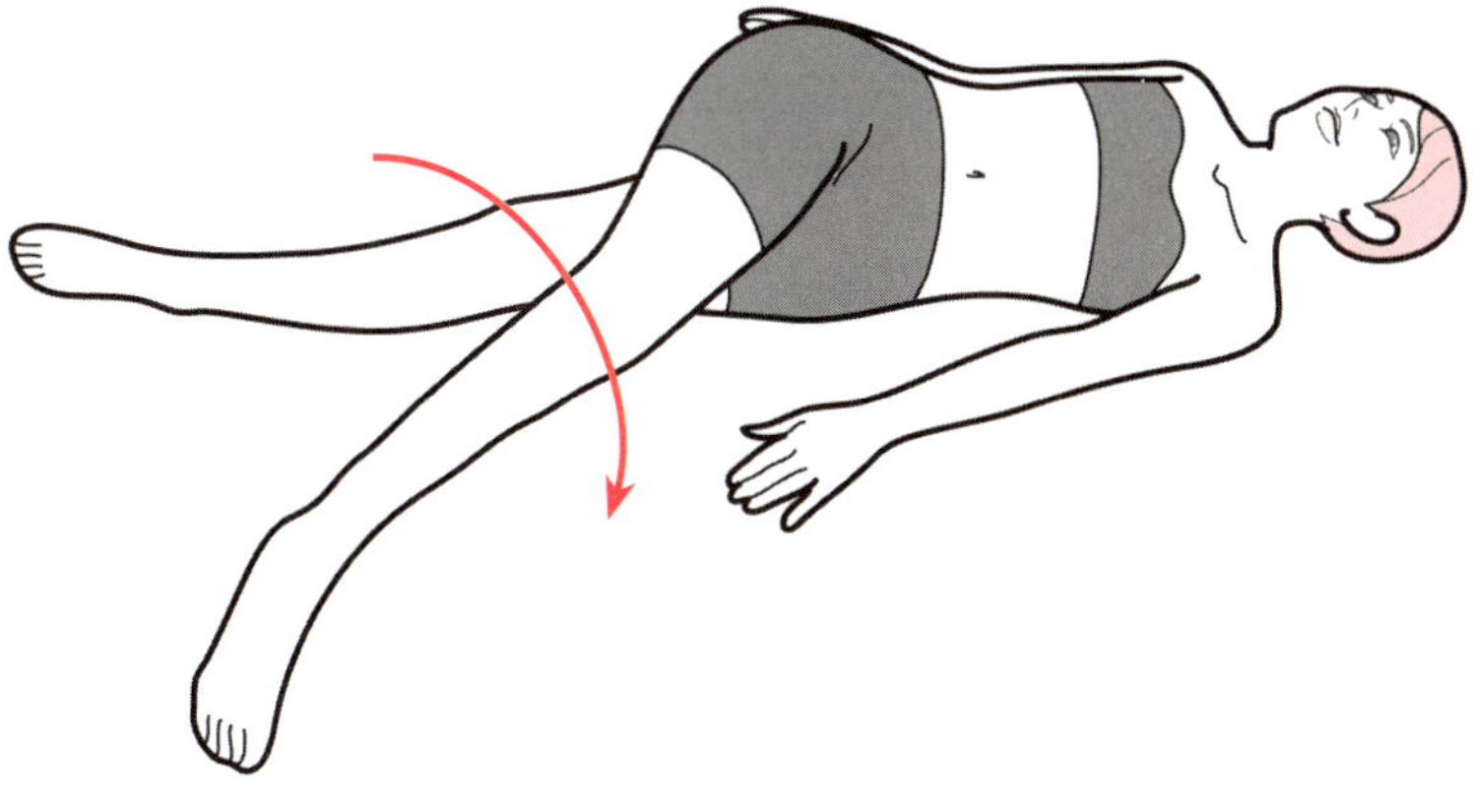

ひざの痛み

いわゆるひざのお皿の部分の下にある内側のくぼみ「内膝眼《ないしつがん》」と、外側のくぼみ「外膝眼《がいしつがん》」を刺激します。イスに座った状態で指で２つのツボを押しながら脚を前後にブラブラさせるとちょうどいい刺激になります。

ひざ痛がある人はたいてい、ひざの上にある大腿骨《だいたいこつ》とひざの下にある脛骨《けいこつ》の距離が近づいてしまっているために痛みを感じています。O脚の人やお年寄りも同様です。ひざの後ろにタオルをはさんでひざを曲げることで、このひざのお皿をはさんでいる上下の骨の距離を離すという意味があります。タオルは自分にとってちょうどいい厚みに調節しましょう。

おすすめのツボ

内膝眼《ないしつがん》	ひざの皿の下、内側のくぼみ
外膝眼《がいしつがん》	ひざの皿の下、外側のくぼみ

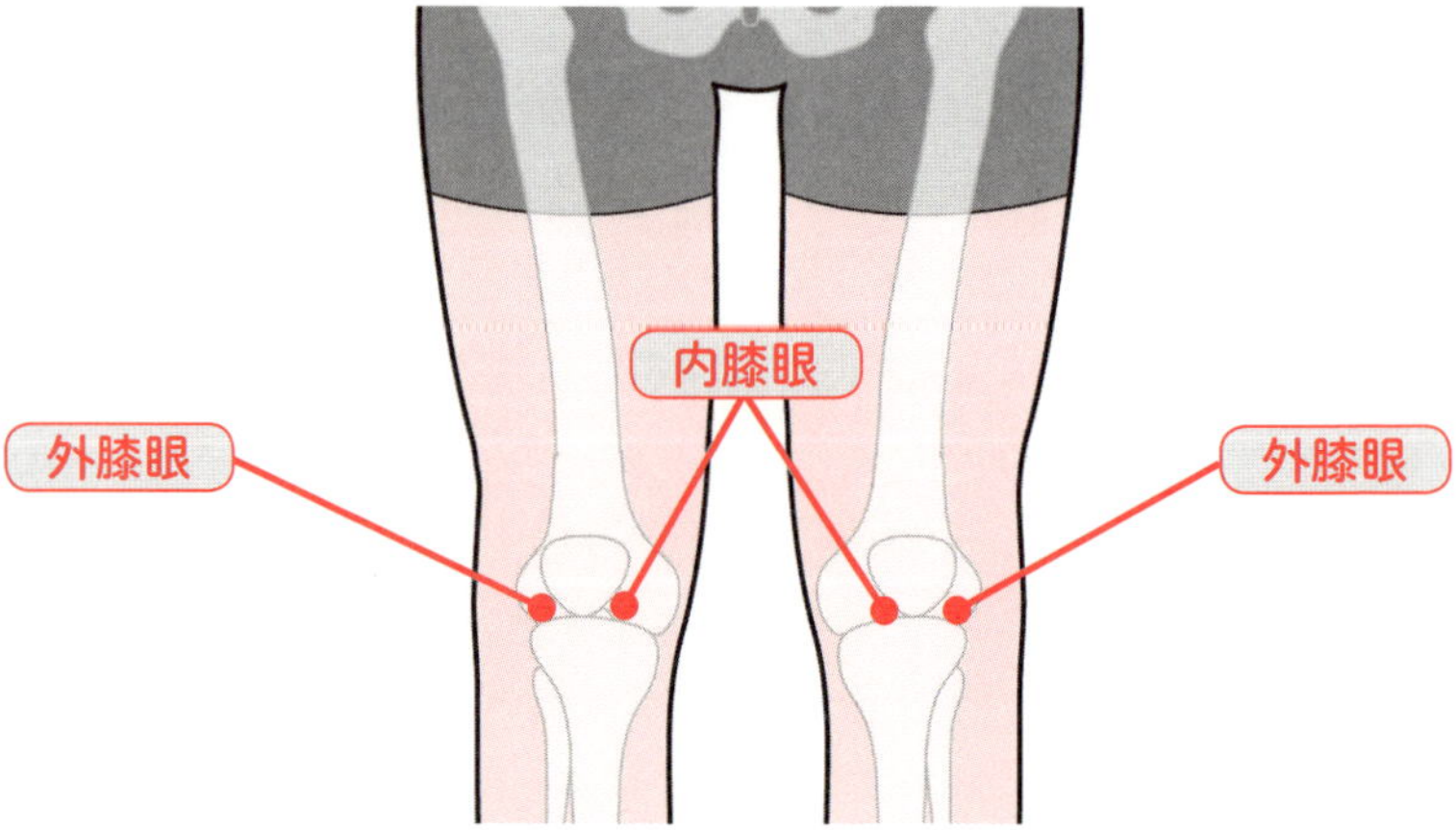

整体 & ストレッチ

ひざの後ろにタオル枕をはさみ、脚を折り曲げる

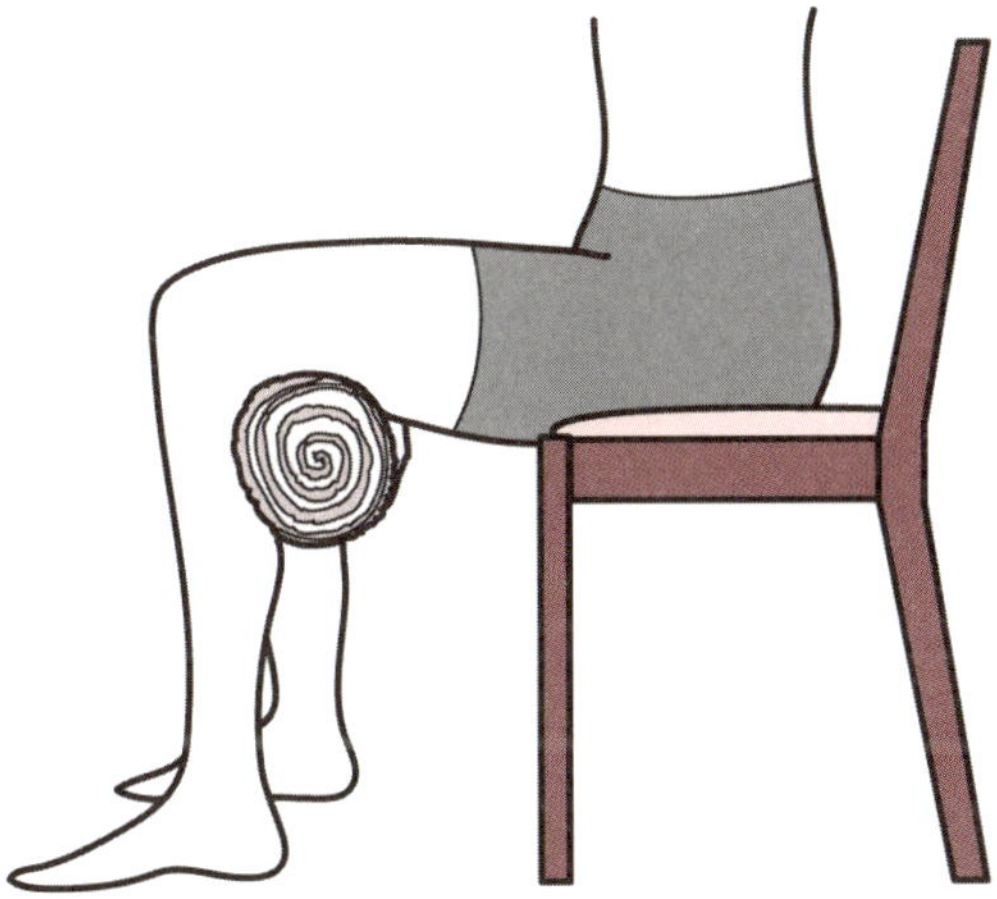

＊ひざのお皿の上にもう片方のひざを乗せ、ひざの後ろを伸ばすのもよい
（脚を組むのではなく、ひざ裏を伸ばすのが目的）

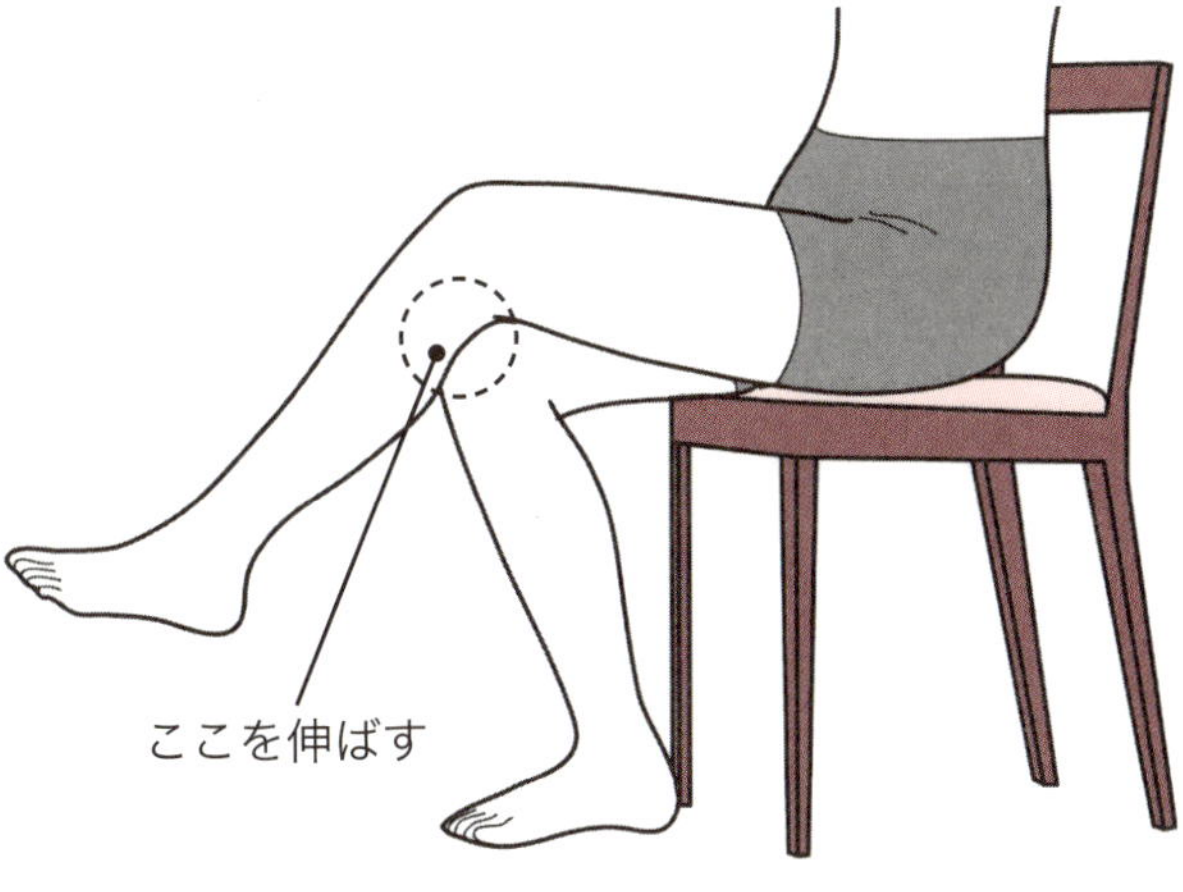

外反母趾

ヒールのある靴を履く女性に圧倒的に多いのが外反母趾です。不自然な足の状態で歩くため、親指のつけ根に体重がかかってしまうことが大きな原因です。また、ハイヒールを履いていなくても、年齢とともに足の筋力が低下してくることでも起こります。

外反母趾でいちばん痛みを感じる部分である足の親指の内側にある「大都《だいと》」というツボを押します。土踏まずがきちんと形成されていると外反母趾になりにくいため、青竹踏みなどで土踏まずを刺激するのもおすすめです。また、足の親指を内側にひねるようにすると効果的です。

おすすめのツボ

大都《だいと》	足の親指のつけ根の内側

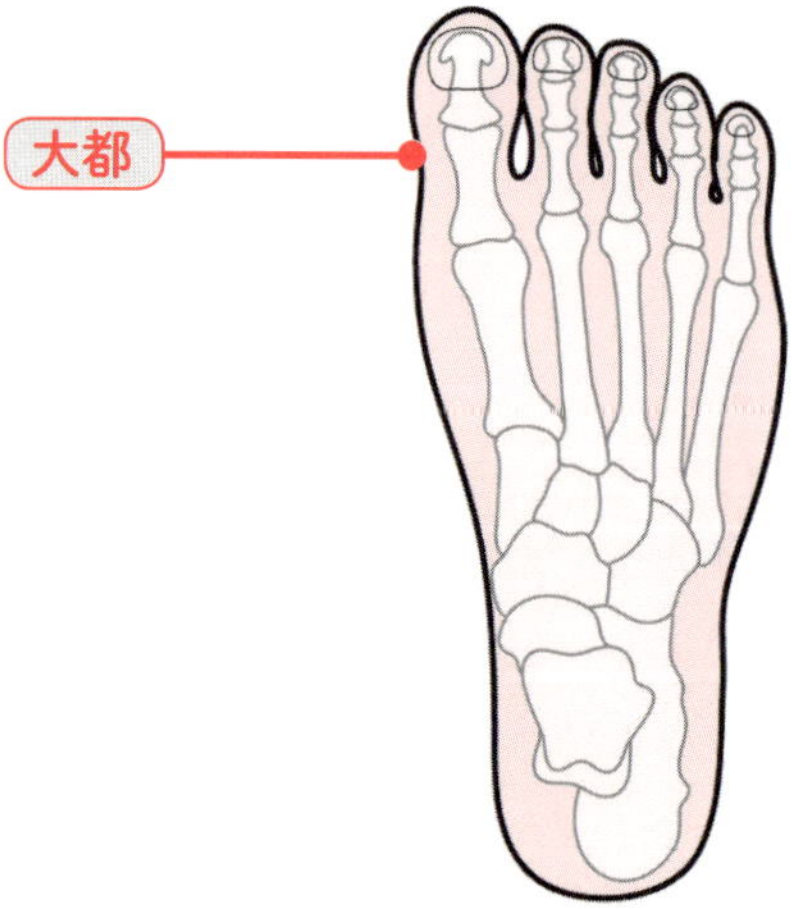

整体＆ストレッチ

足裏アーチをつくるために、青竹踏みなどで土踏まず部分を刺激する

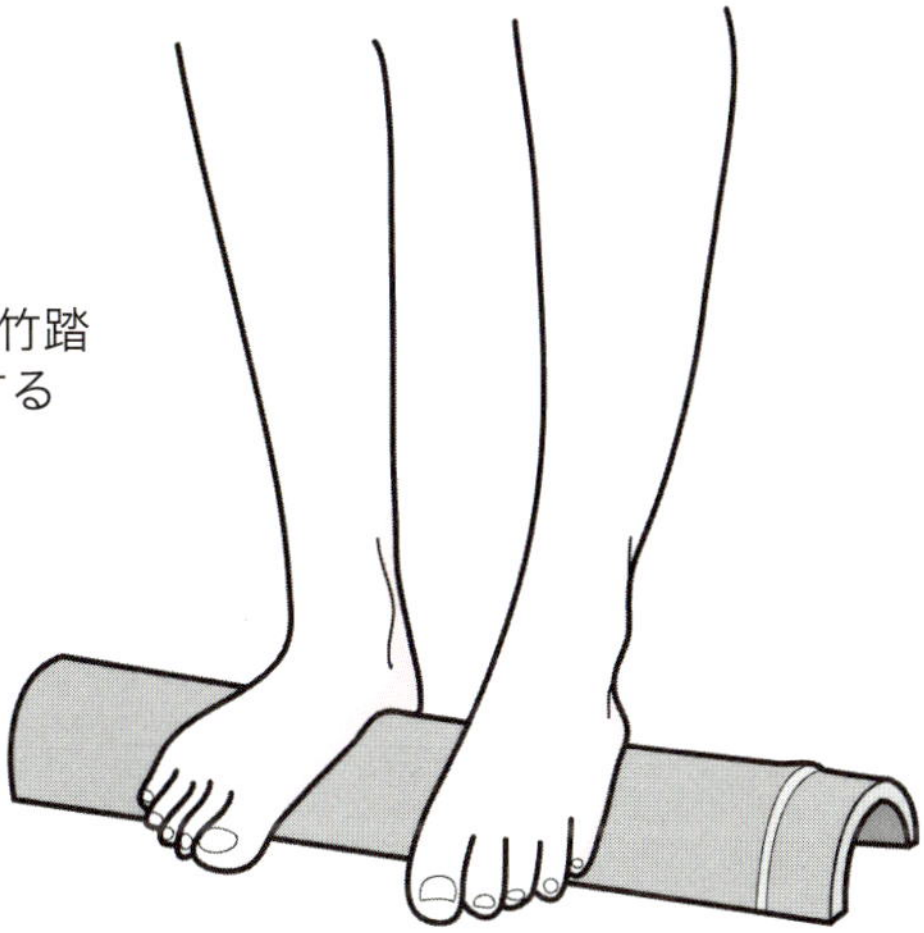

親指を内側にねじるのもよい（両足おこなう）

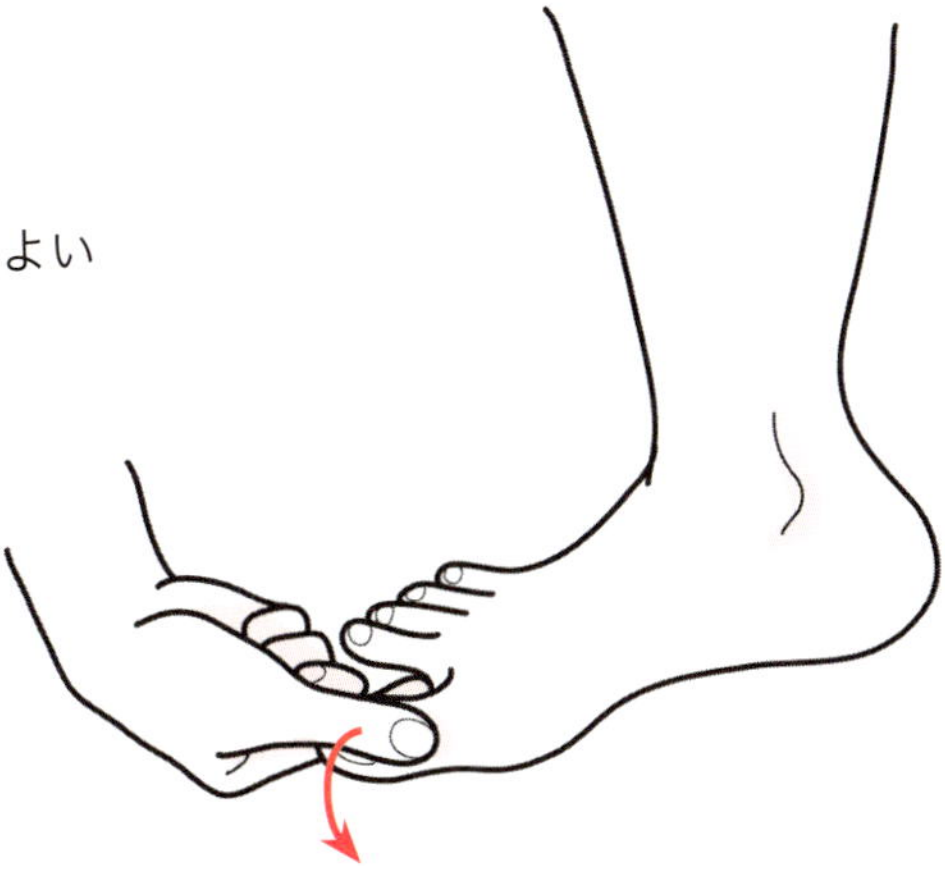

便秘

おへそを中心にした左右に１箇所ずつあるのが「天枢《てんすう》」のツボです。左右一緒に押してもいいでしょう。便秘の人の場合は、このツボに限らず、おなか全体をまんべんなく押したり、おへそのまわりを、手のひらで時計回りにマッサージすると効果があります。テレビを見ながらでもできるので、ぜひやってみてください。

便秘の人はおへその周辺がとても硬いのが特徴です。おなかがやわらかく弾力がある人は、男女限らず心も穏やかで、イライラすることがありません。日頃からおなかをほぐす習慣をつけておきましょう。

おすすめのツボ

天枢《てんすう》	おへそから左右に指2本分進んだ場所

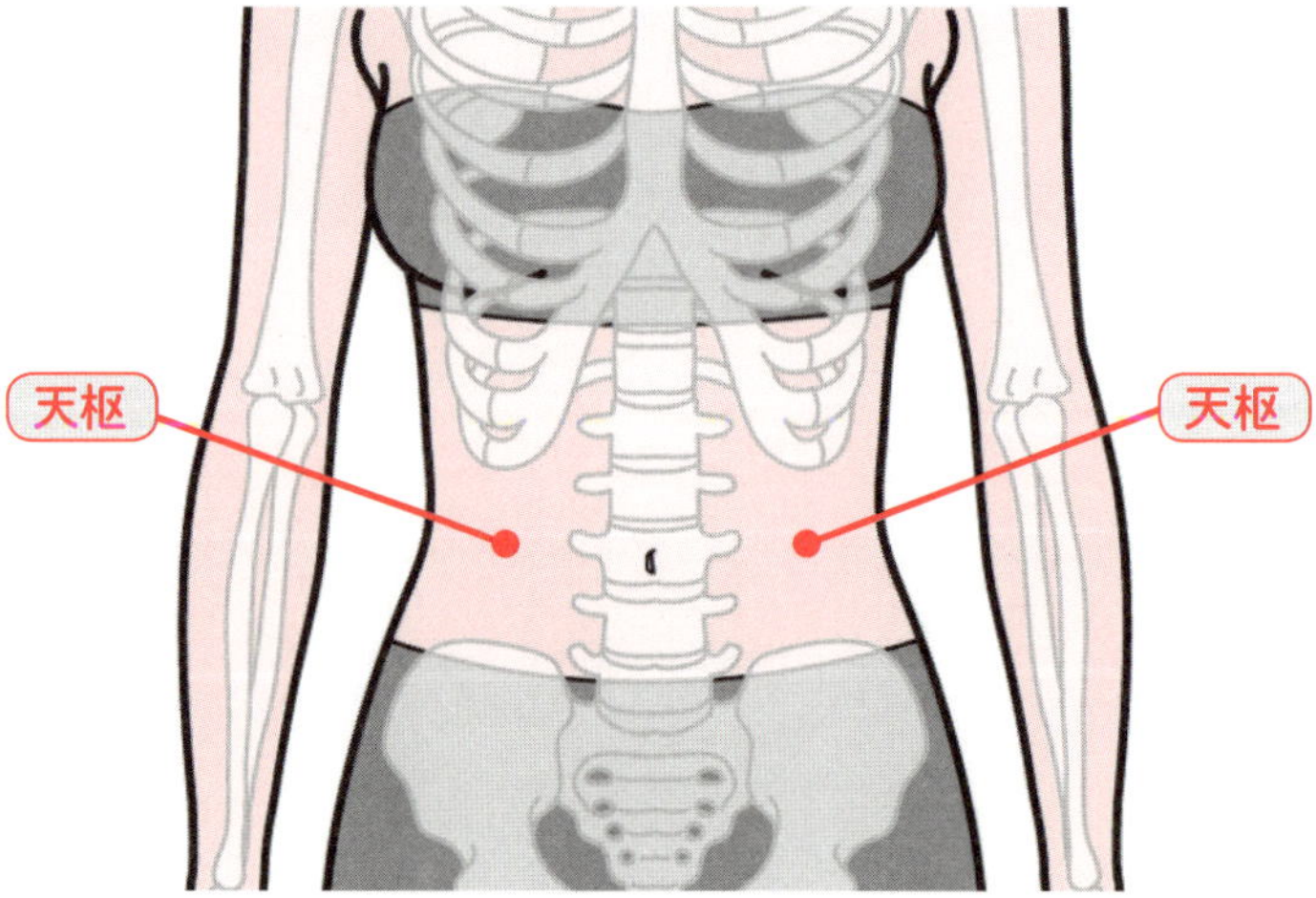

整体＆ストレッチ

へそまわりを手のひらで時計回りに円を描くようにマッサージする

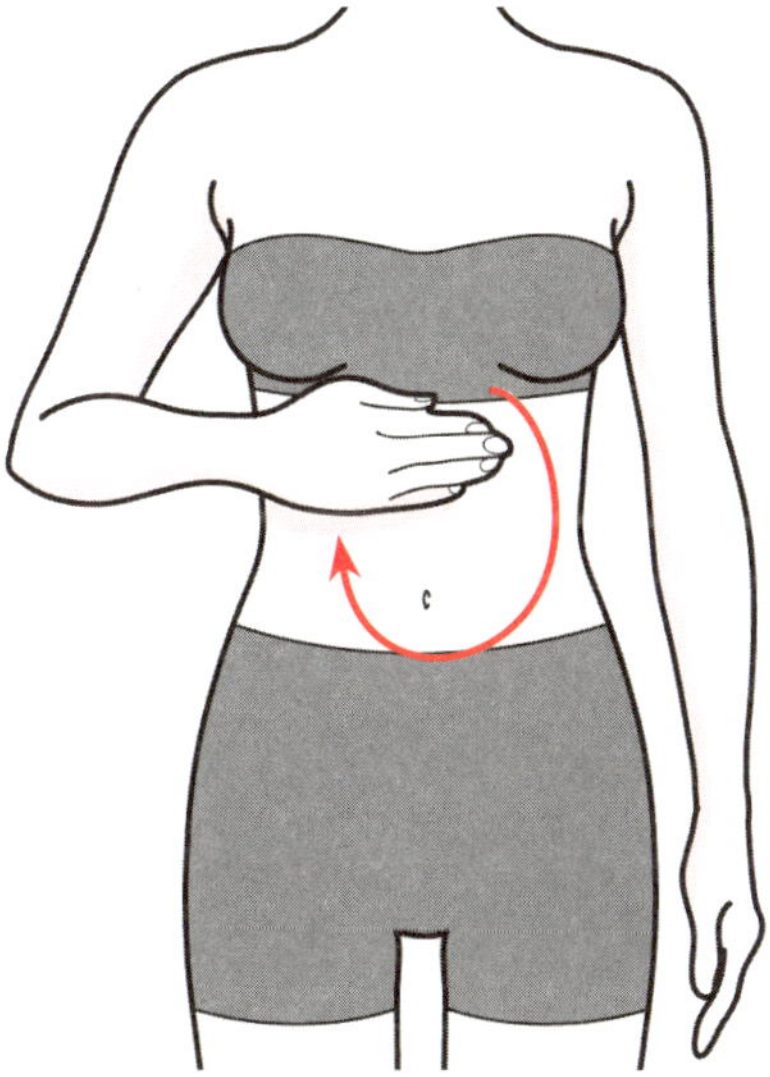

＊おなかを刺激するため、うつぶせに寝るのも効果的

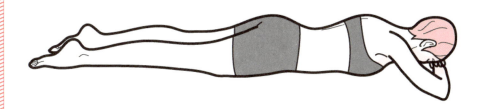

過食（ダイエット）

過食は体の不調のあらわれであると同時に、精神の不調でもあります。本当に健康な状態になると、人は適量で満足するようにできています。胃の働きを抑えてくれるのが、「内関《ないかん》」のツボです。心包経《しんぽうけい》という心臓の動きをつかさどる経絡の真ん中を通っているツボです。

足のツボである「厲兌《れいだ》」も、胃のツボです。ここを押すと、「食べたい」という欲求を抑える作用があります。押すと飛び上るほど痛がる人もいます。このツボを使って食欲を抑えるときは、回数がポイント。強く２回押すことで、胃の働きが抑えられ、食欲がコントロールできるようになります。

おすすめのツボ

内関《ないかん》	手首を曲げるとできる太い横ジワから指2本分進んだ中央

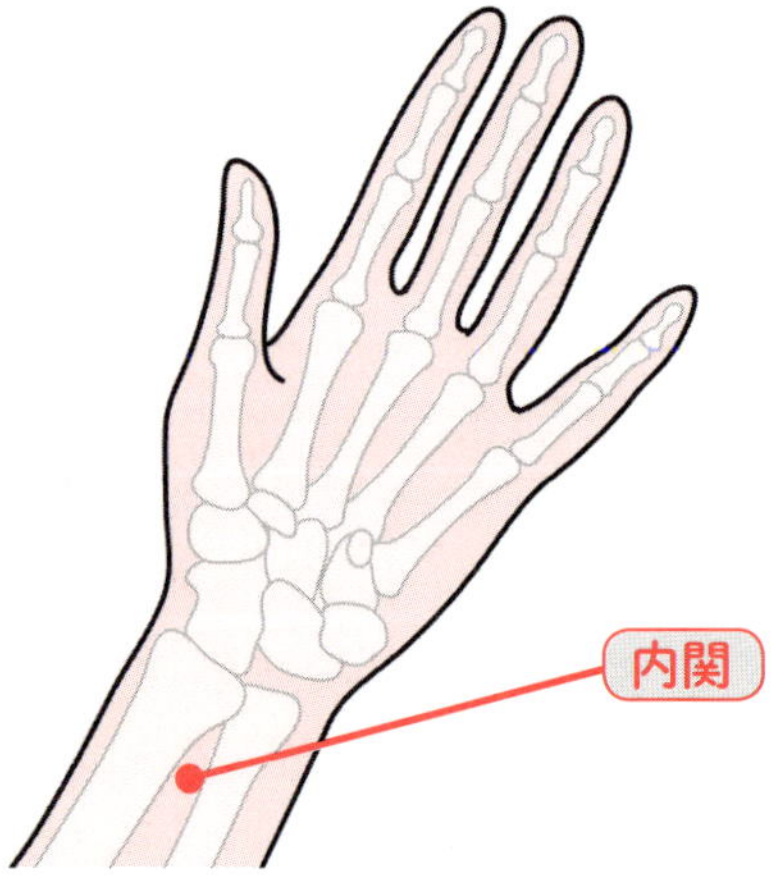

整体&ストレッチ

足の厲兌のツボを強めに２回押す

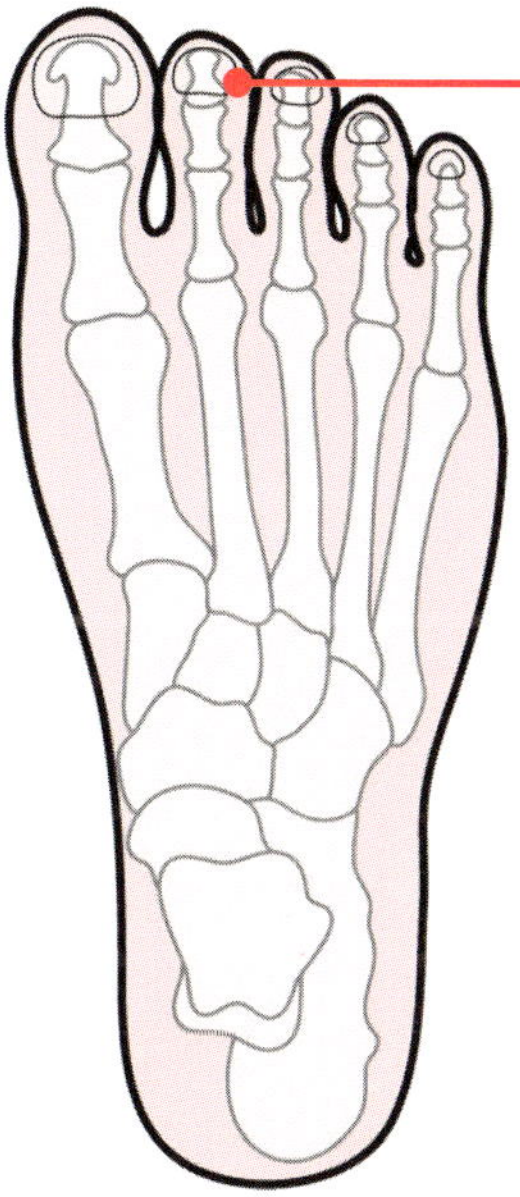

ツボを押す回数について

東洋医学では、ツボを１回(奇数回)押すと活性化させ、２回(偶数回)押すと鎮静化させると考えられています。そのため、厲兌のツボの場合、食欲を出したければ１回、抑えたければ２回押すというわけです。

ほかのツボを刺激する場合も、その働きを活性化させたいときは奇数回、抑えたいときは偶数回押すことを意識してみてください。

冷え性

冷え性を解消するために厚い靴下を履いたり、カイロで体を温めたりしている人は多いでしょう。でも、冷えを根本的に治すポイントは腸にあります。「関元《かんげん》」というツボは小腸のツボです。胃腸が丈夫でない人は、冷え性が治りにくいのです。逆にいえば、胃腸が丈夫な人には冷え性が少ないといえます。小腸がしっかり働いていると、血液の循環もよくなります。冷え性の人は「関元」を押すと痛がります。小腸が働いていない証拠です。また、下腹部をマッサージして、ふわっと温かくなるとベストです。マッサージするときは、ある程度の速さでマッサージしたほうが温まります。

おすすめのツボ

関元《かんげん》	へそと恥骨の間を5等分したとき、下から2/5 の場所

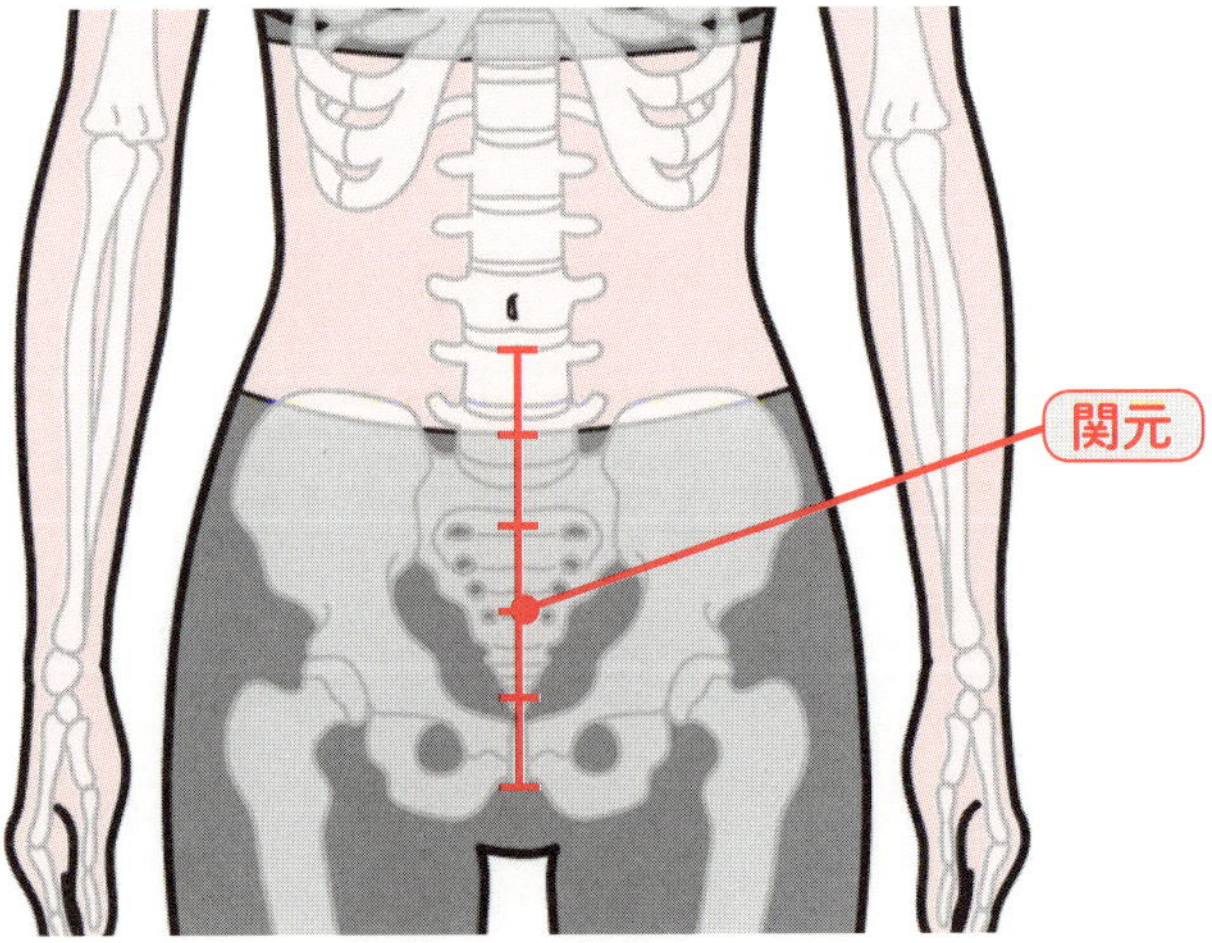

整体＆ストレッチ

下腹部を、円を描くようにしてすばやくさする
(摩擦熱でおなかが温かくなる)

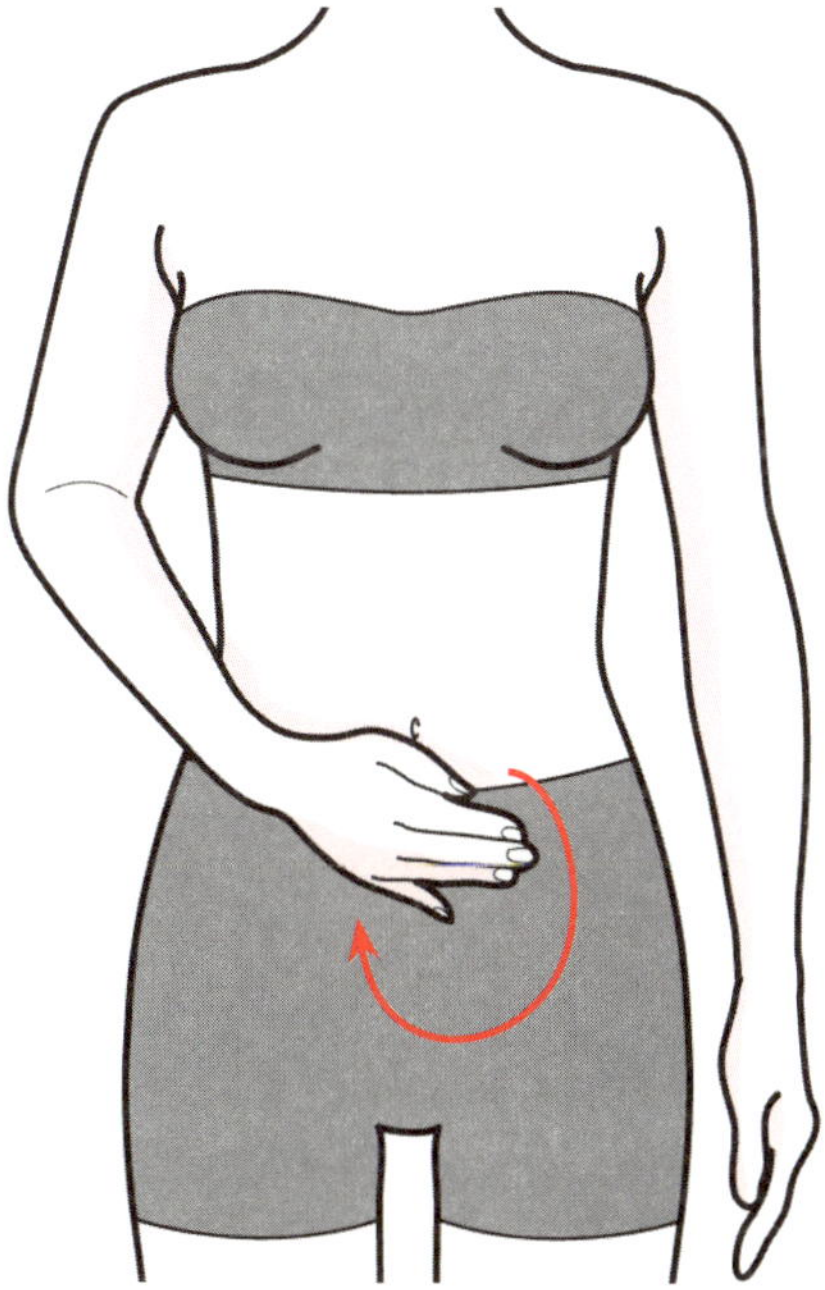

＊お風呂から出るとき、最後に足に冷たい水をかけるのもおすすめ

婦人科系

「三陰交《さんいんこう》」は有名なツボなので、知っている人も多いでしょう。女性は痛がる人が多いようです。痛みを感じる場合は、病気とはいわないまでも、１００％元気ではないということです。子宮筋腫や卵巣嚢腫《のうしゅ》は、冷えと血行不良も大きな原因です。気がついたときに押すだけでも、子宮や卵巣などの血行の改善につながります。また仙骨《せんこつ》は、温めるのはもちろん、手のひらでマッサージするだけでも効果的。たとえば膀胱炎は冷えも原因ですが、膀胱の近くを温めるよりも仙骨を温めるほうがいいのです。

足の小指は生殖器と深くかかわっているので、入浴時に意識してもんだり、ねじったりするといいでしょう。

おすすめの
ツボ

三陰交《さんいんこう》	内くるぶしから指3本分（人さし指・中指・薬指）上にあがった場所

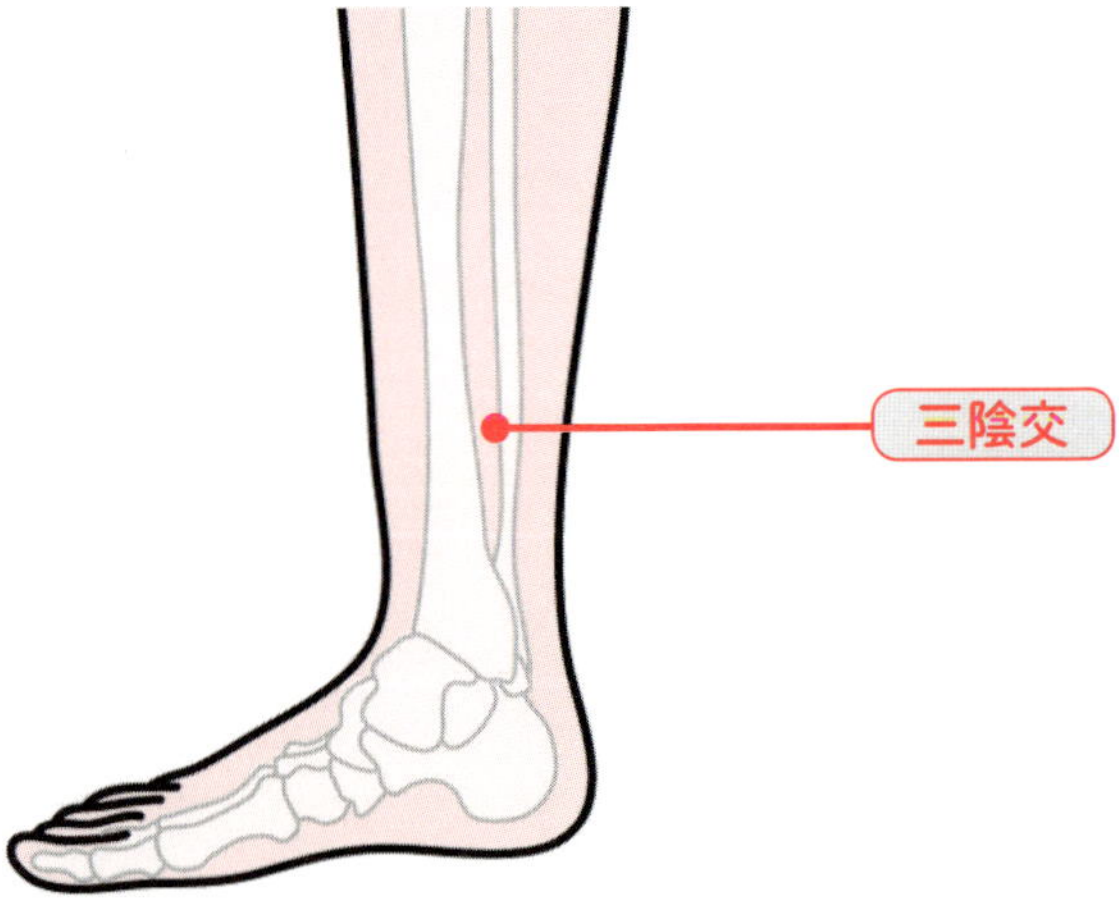

整体＆ストレッチ

仙骨の部分を温める
（ホットタオルや使い捨てカイロなどを使う）

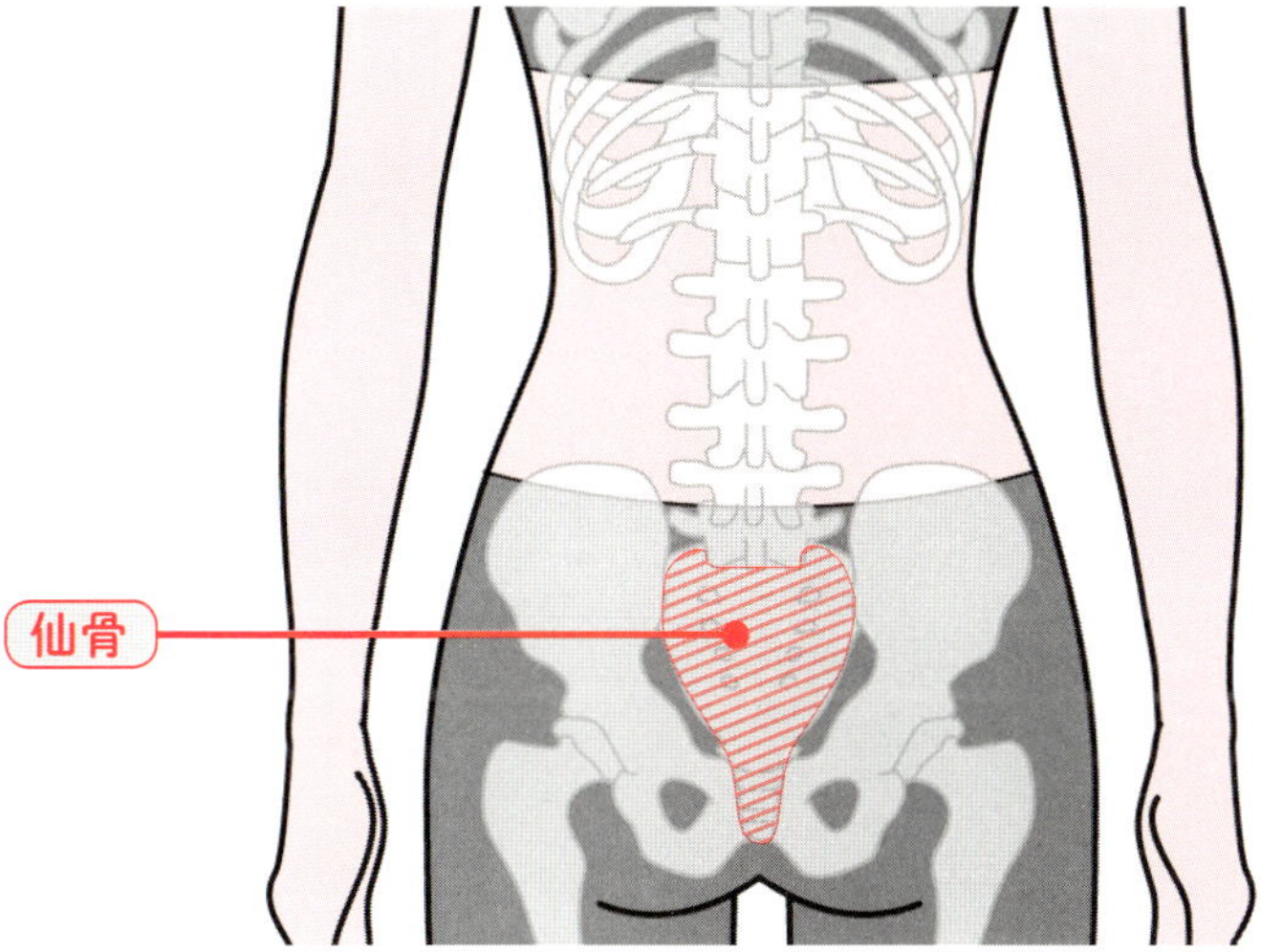

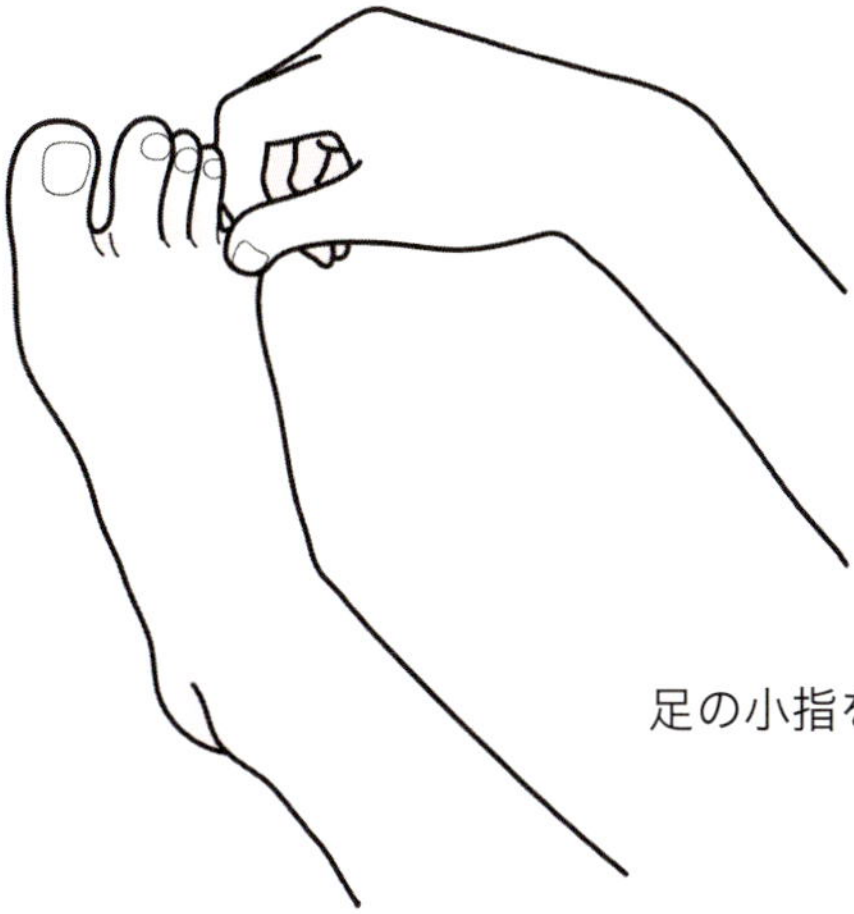

足の小指をマッサージしてほぐす

疲労

五臓六腑が元気でバランスがとれている人にまず疲労はありません。血液を支配している肝臓の具合が悪いと疲れが出やすくなります。「期門《きもん》」は肝臓のツボですが、ここが全身の気の流れの最終地点になります。肝臓が元気になると、体全体も元気になっていき、慢性疲労の解消につながります。

同じように、背中枕を使って「腎兪《じんゆ》」「肝兪《かんゆ》」といった腎臓や肝臓にかかわるツボのあたり（腰の上）に置いて寝ると、疲労回復につながります。

整体では、「スワイショウ」をおこなうことで体のバランスを整えるとよいでしょう。回数は体調に応じて調整してください。

おすすめのツボ

期門《きもん》	肋骨の下端、両側の乳首の下

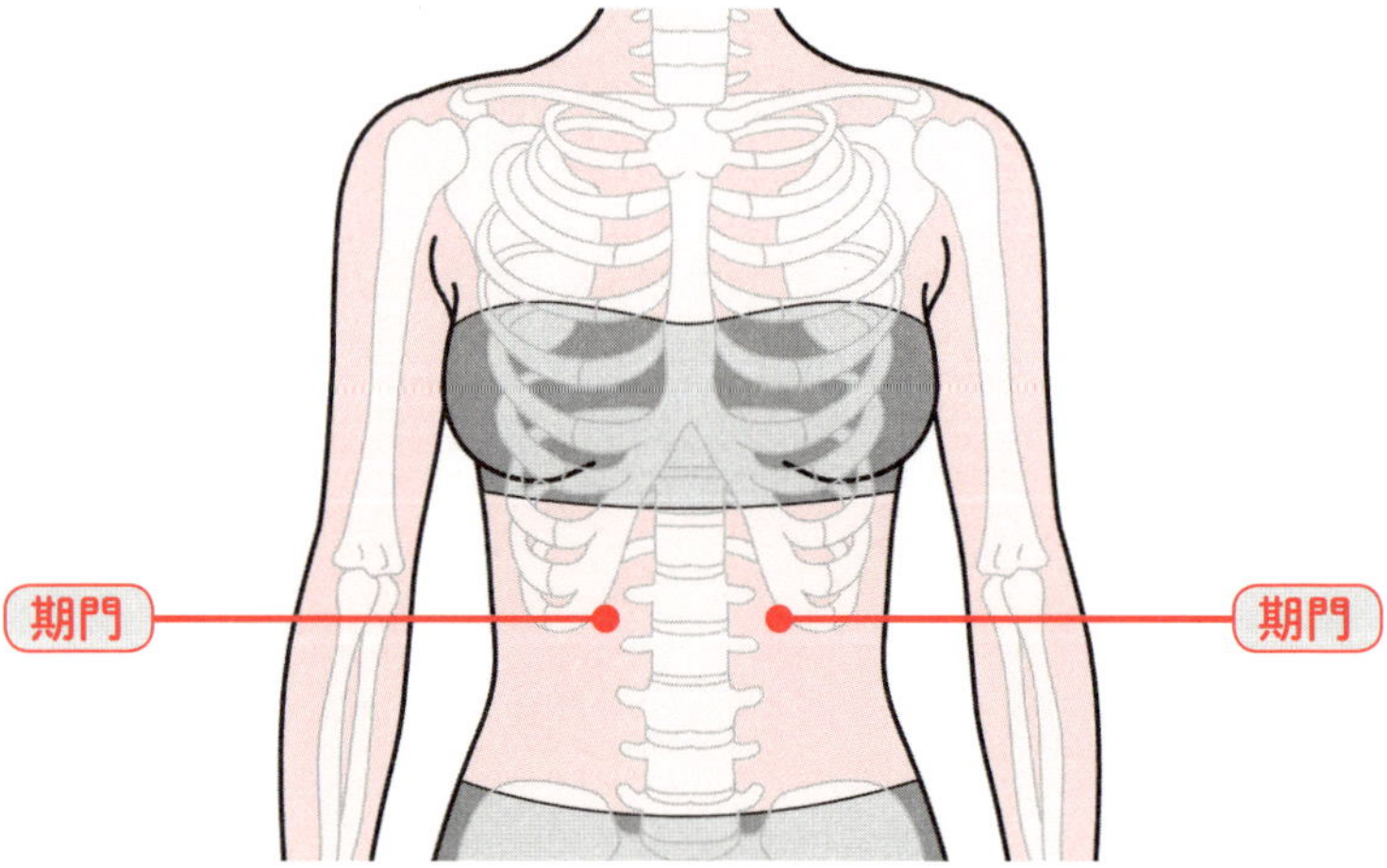

整体＆ストレッチ

1 少し足を開いて立ち、両手を前後に振る

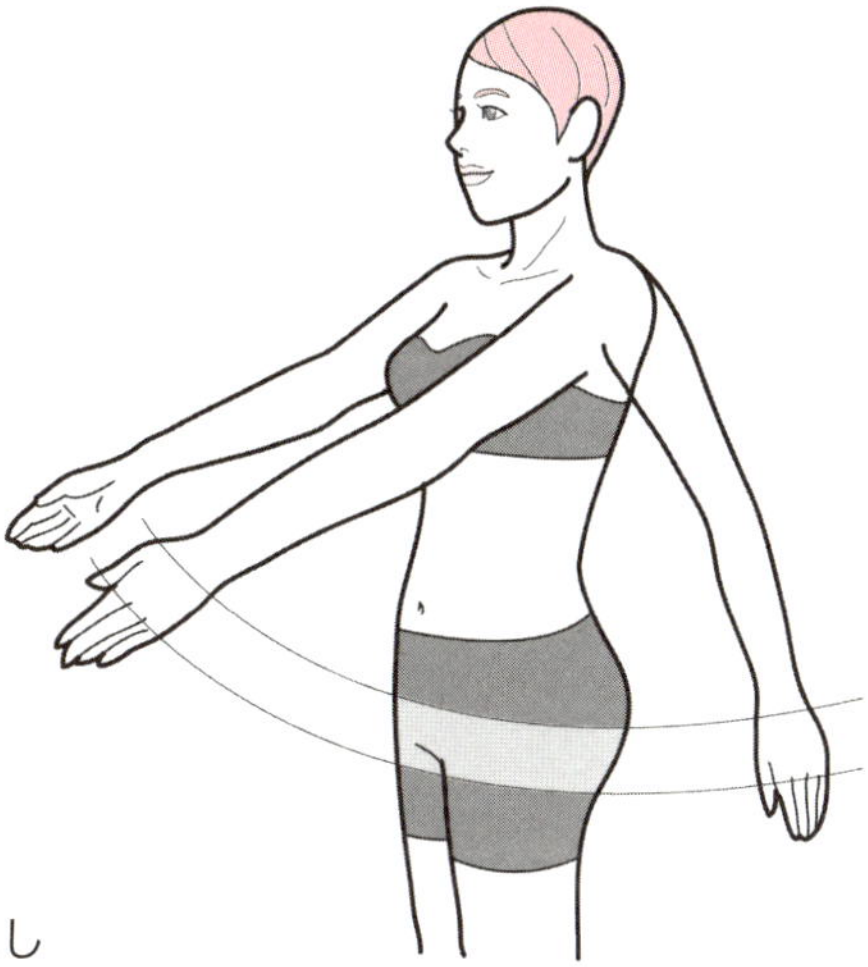

2 両手を体にそわせるようにしながら、体を左右にねじる

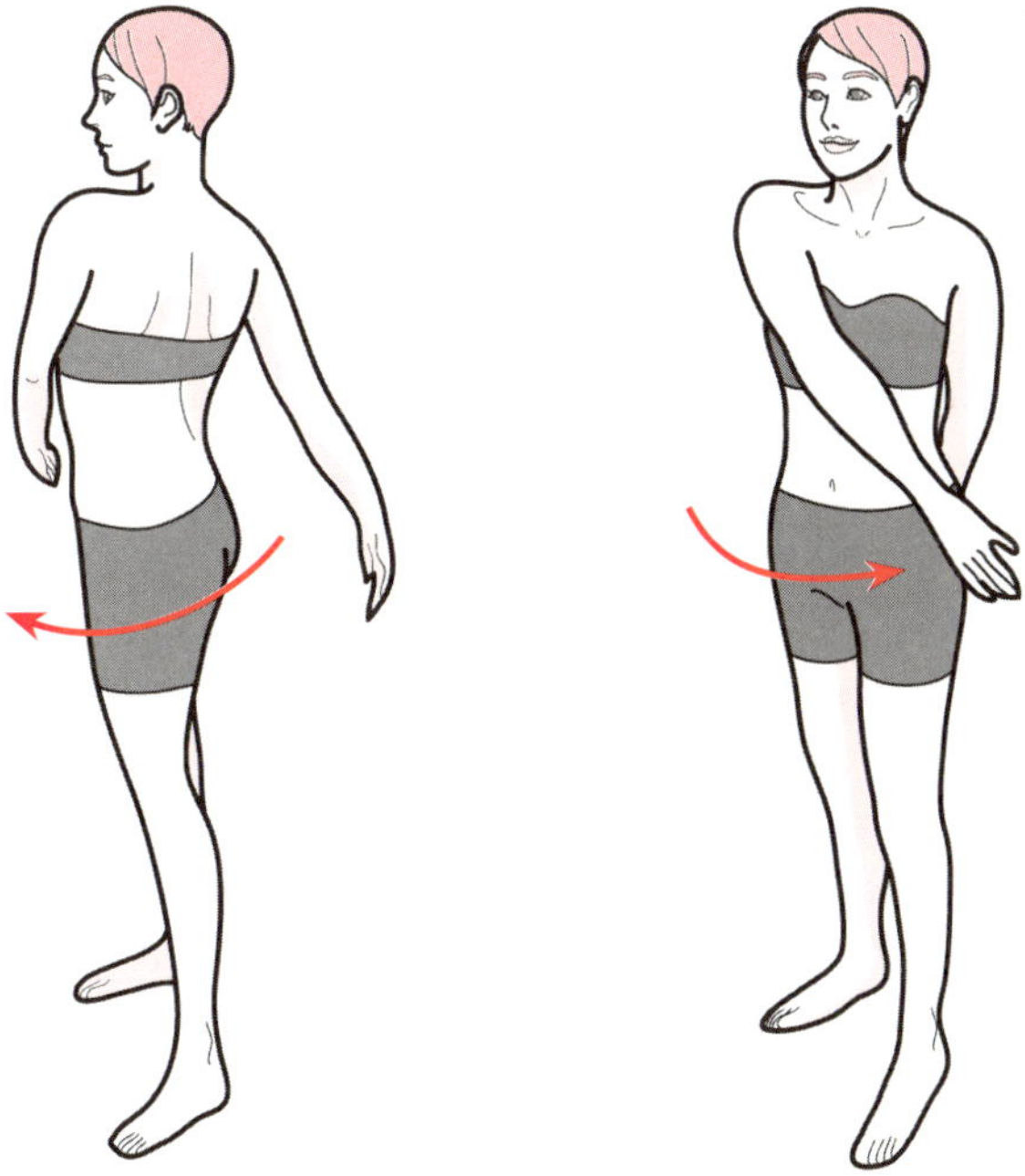

イライラ

東洋医学では、肝臓が不調だとイライラしたり、怒りやすかったりするといわれています。「太衝《たいしょう》」は肝臓のツボです。親指と人さし指を足先から下のほうにたどっていくと、2つの骨の交差点があります。押すと痛気持ちいい感じがする人が多いツボです。イライラしているなと自覚したときに、押してみてください。

肝臓は体のなかでも血液を貯めておく臓器です。イライラして、文字通り「頭に血がのぼって」いると、脳に血液が集まり、血が騒ぐ状態が起きるのです。その血液が肝臓におさまったときに、心も穏やかになるというわけです。

おすすめのツボ

太衝《たいしょう》	親指と人さし指の間を、つけ根から骨をたどって足首側に進み、骨に当たる場所の少し上

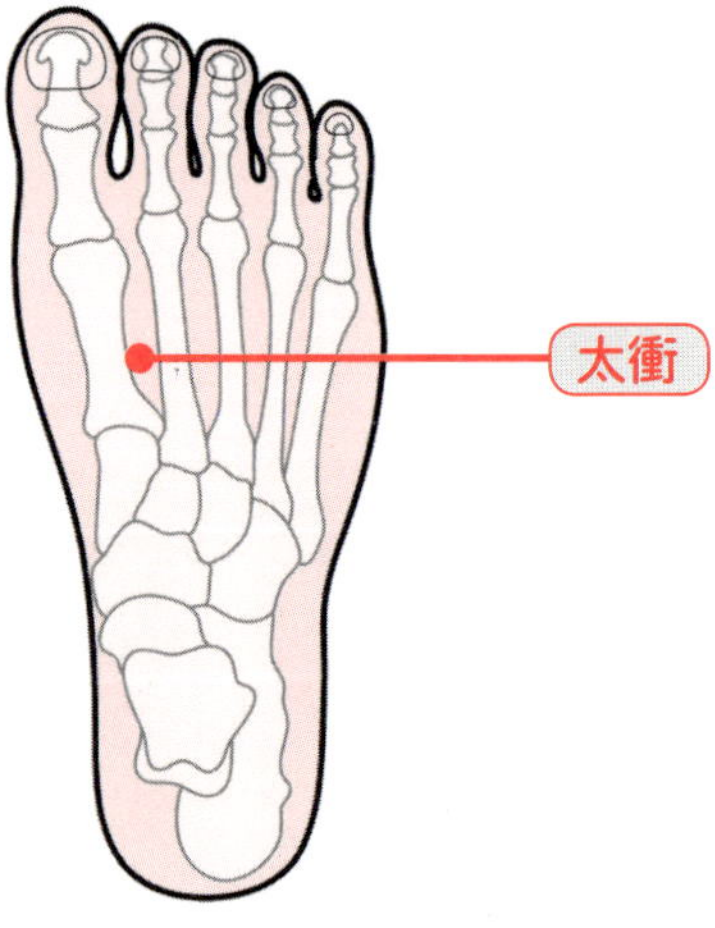

整体
&
ストレッチ

1 楊枝を40本程度、輪ゴムで束ねる

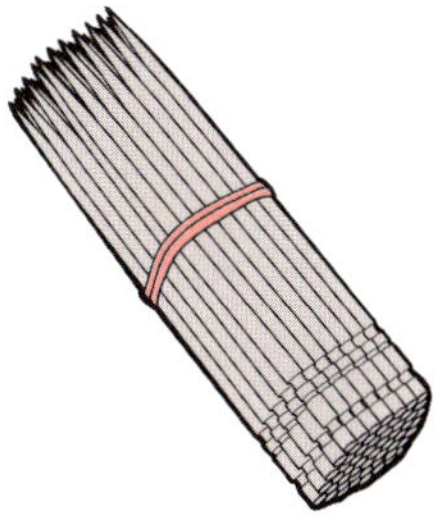

2 束ねた楊枝で頭全体を円を描くようにリズミカルに刺激する

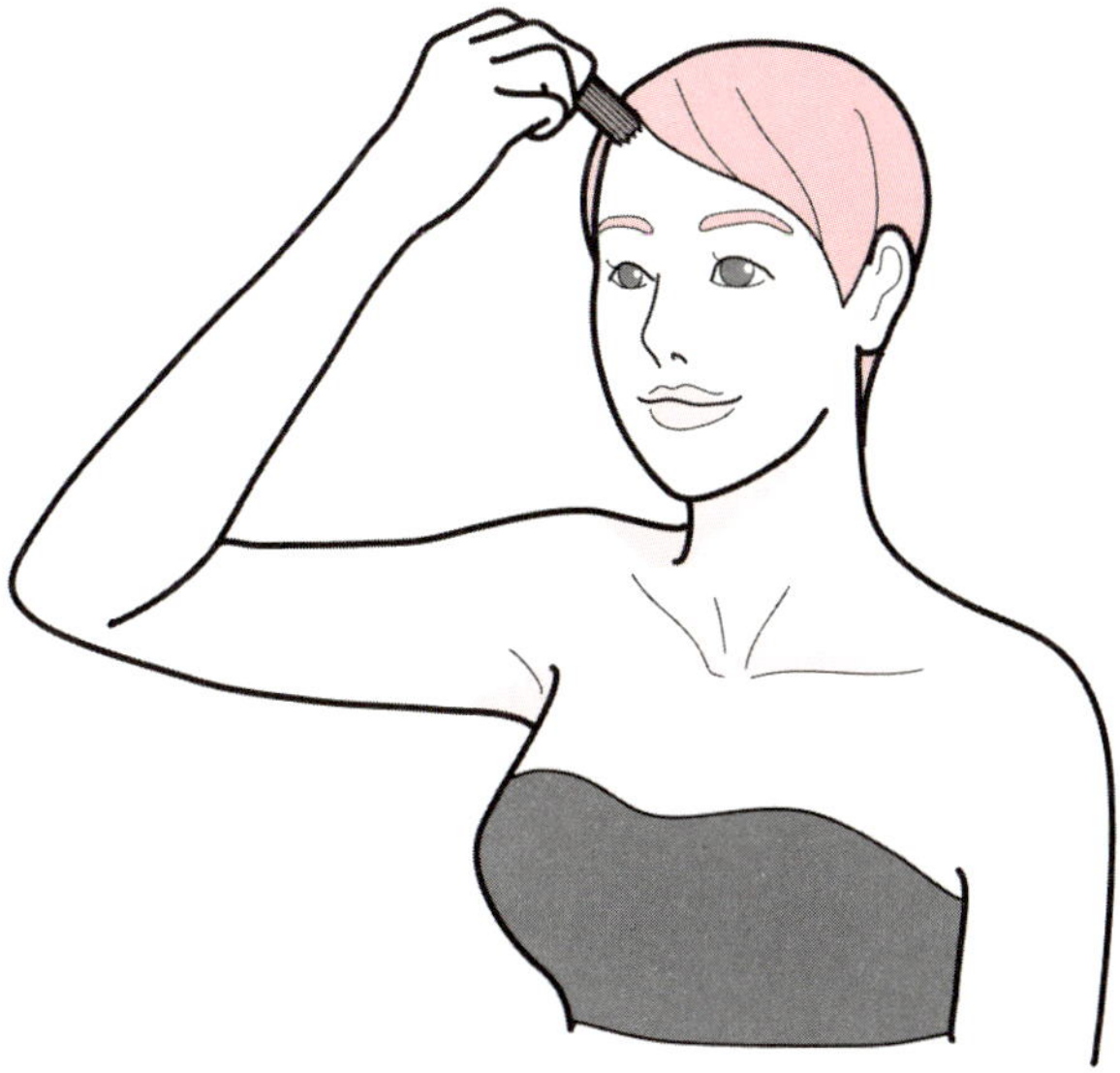

憂うつ・気力低下

「関衝《かんしょう》」は薬指の爪の生え際にあります。乗り物酔いがある人などの吐き気予防としてもよく知られているツボです。自律神経のうちの交感神経は、日中活動しているときや緊張を感じているときに優位になる神経です。「関衝」を刺激すると、この交感神経を活性化させる作用があるので、憂うつな気持ちを高揚させることが期待できるのです。

また、耳をほぐすのもおすすめです。昔の人が、騒がしい子どもの耳を引っ張って落ち着かせていたように、耳に触れると精神的に安定します。ここではリラックスが目的なので、優しく刺激するようにしましょう。

おすすめのツボ

関衝《かんしょう》	手の薬指、爪の生え際の外側の角

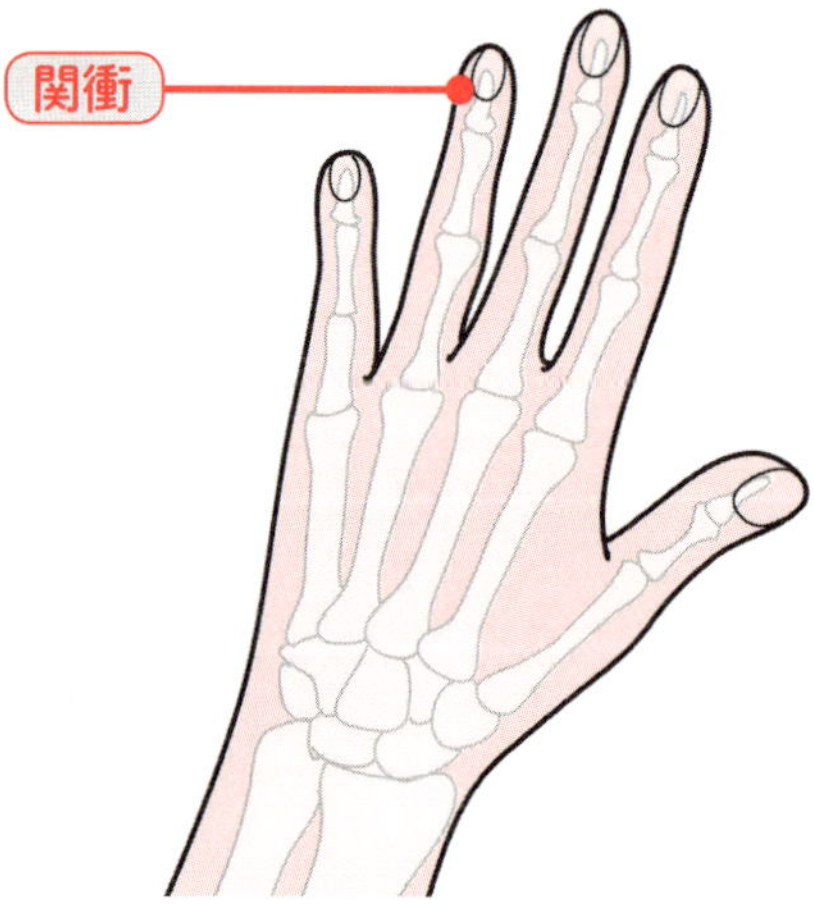

整体 & ストレッチ

1 耳をやさしく上に引っ張る

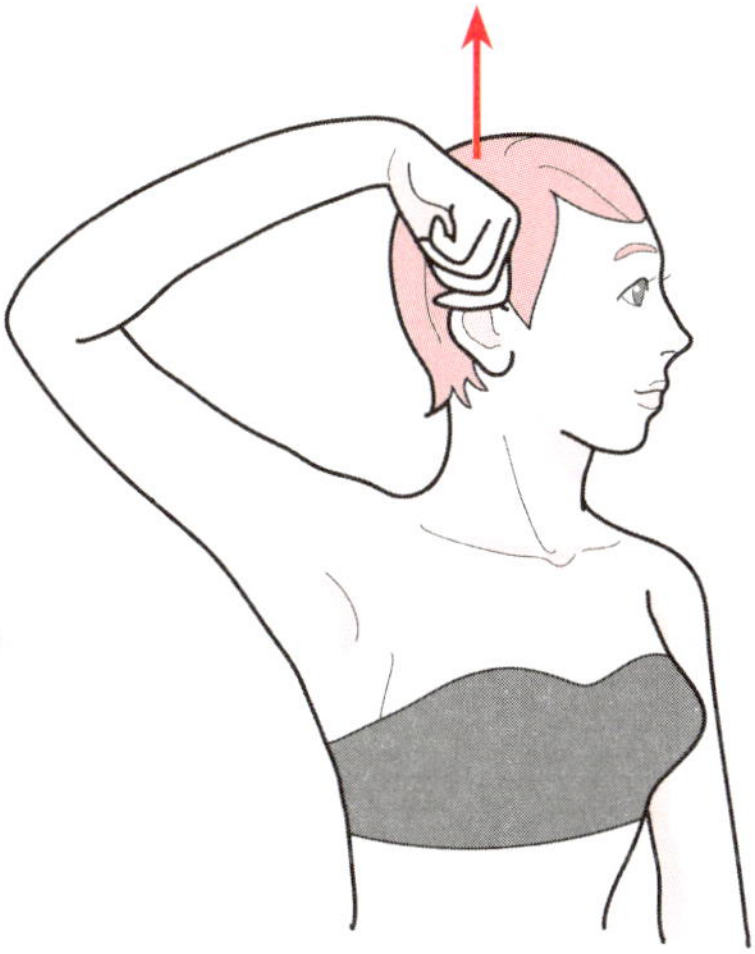

2 耳をやさしく横に引っ張る

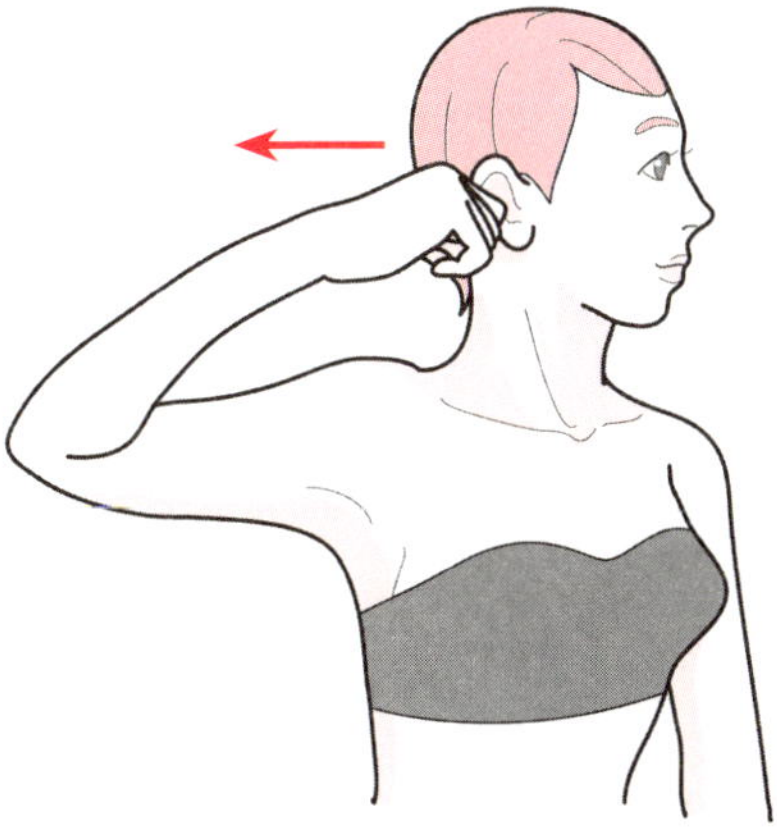

3 耳をやさしく下に引っ張る

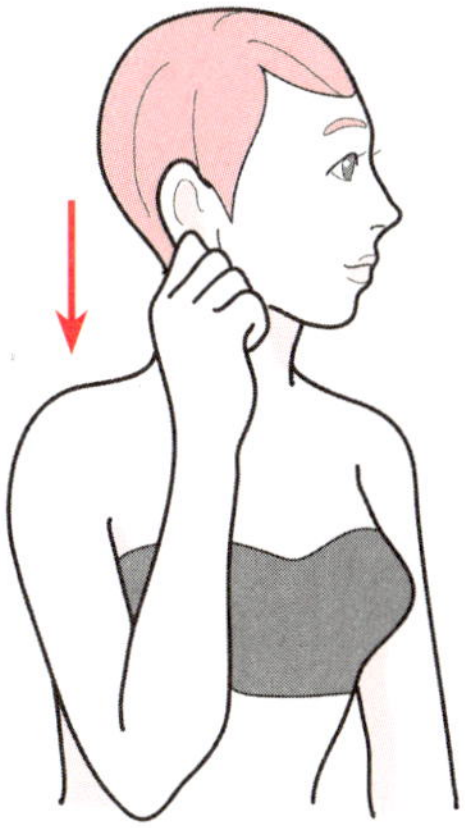

不眠

不眠には「鳩尾《きゅうび》」、文字通りみぞおちにあるツボです。「イライラ」のところで説明したように、肝臓に血がおさまっていると穏やかに眠れるようになります。人間は筋肉が緊張していると眠れないものです。不眠がある人は、鳩尾から肋骨に沿って硬くなっていることが多いのです。ですから、まず鳩尾を押してしこりをほぐしてから、肋骨の下に沿って親指以外の４本の指を骨の内側に入れるようにしてほぐしていくと効果的です。

不眠症の人は、このあたりが硬くなっているので、最初のうちは骨の内側に指が入りにくいかもしれませんが、息を吐きながら押して、吸いながら離して、ゆっくりやっていきましょう。

おすすめのツボ

鳩尾《きゅうび》	胸の真ん中のへこんだところ（みぞおち）

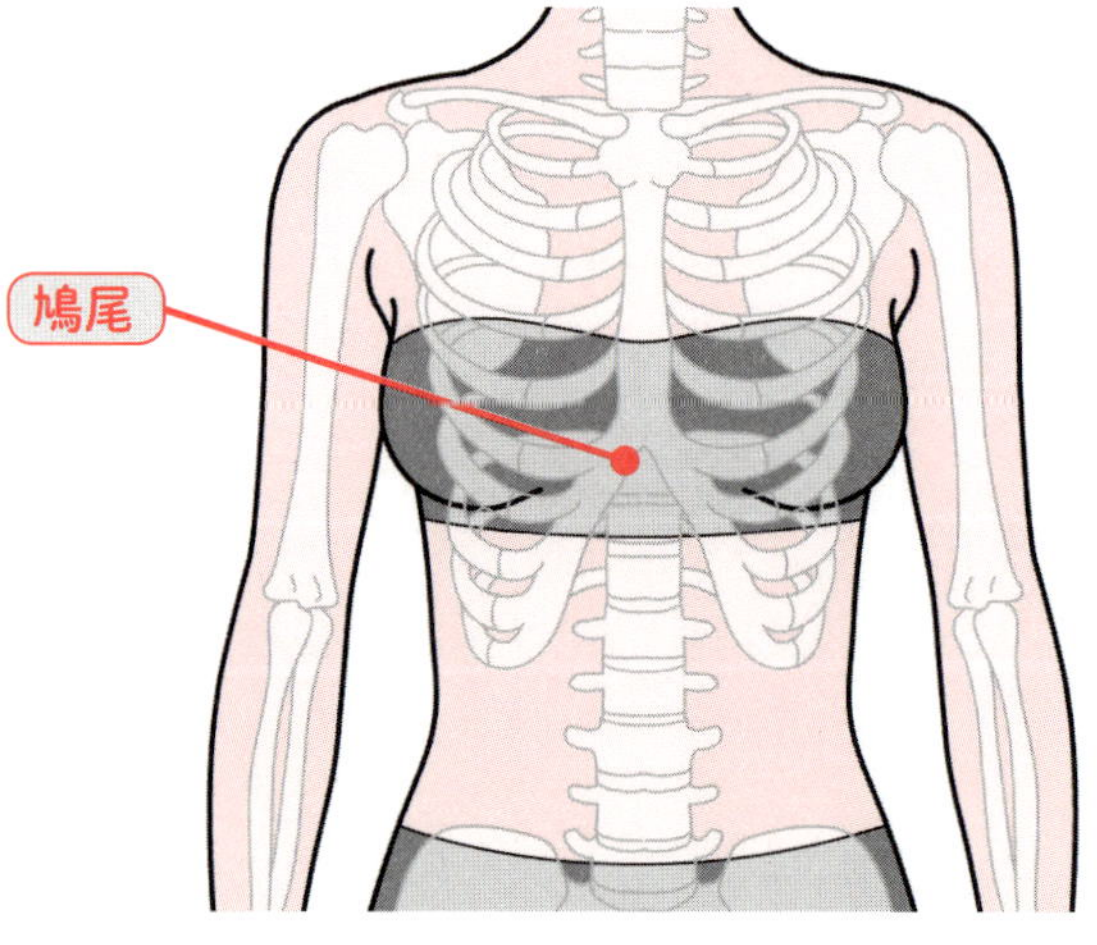

整体 ＆ ストレッチ

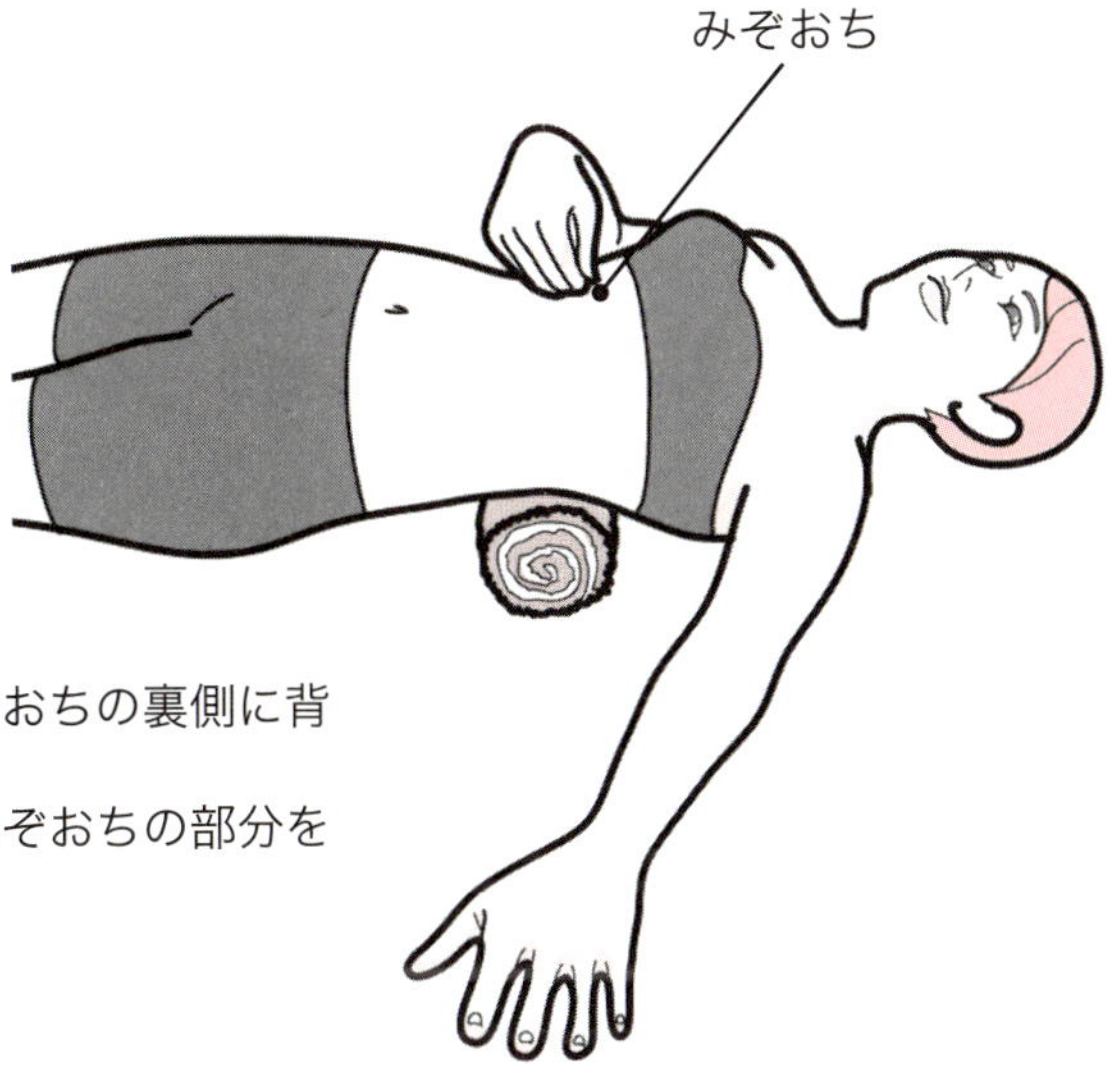

1 仰向けに寝て、みぞおちの裏側に背中枕を置く。
息を吐きながら、みぞおちの部分を指先で押しほぐす

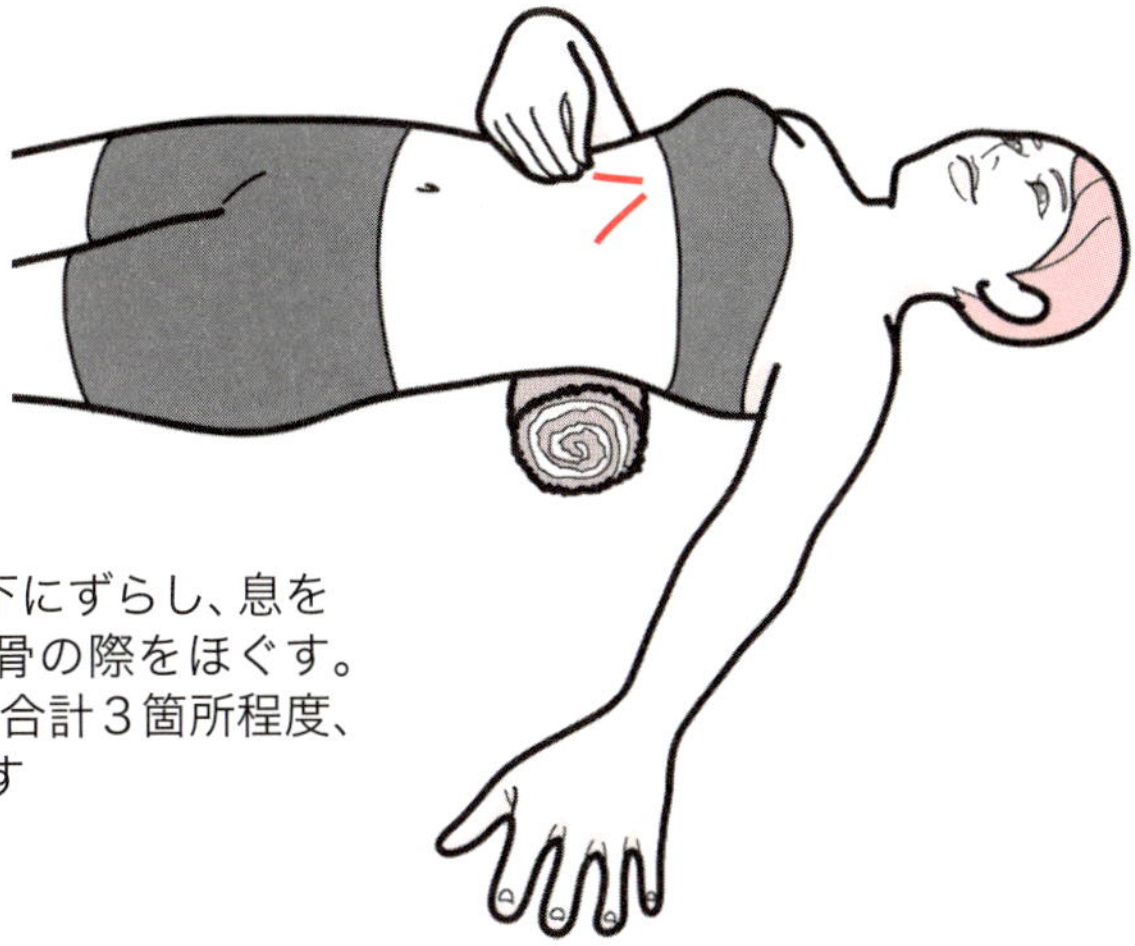

2 肋骨にそって手を下にずらし、息を吐きながら指先で骨の際をほぐす。
手を下に移動させ、合計３箇所程度、骨の際を押しほぐす

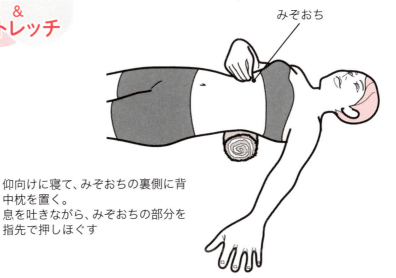

なぜ、ツボ押しが体に効くのか

ツボが不思議なところは、必ずしもツボの場所と体の不調を感じる場所が同じとは限らないことでしょう。

東洋医学では「経絡《けいらく》」が全身に広がっていると考えています。経絡には、気血《きけつ》といわれる人体のエネルギーの一種が流れています。全身の経絡を気血が滞りなく流れることによって、全身が正常に機能し、健康が保たれると考えられています。離れていても、気血でつながっているために、不調の元となる場所とツボの場所が違っていることがあるのです。

たとえば青竹踏みで足の裏を刺激すると、頭がスッキリするとよくいわれます。これは、足の裏と頭がつながっているからなのです。

ツボは気血の流れが滞りやすい場所です。ツボを刺激することによって、その滞った気血の流れをよくすることになります。なお、ツボには経絡に関係する場所だけではなく、経験的に発見されたものもあります。

いずれにしても、ツボは刺激するだけで体の不調の改善や健康状態の増進につながる、手軽で確実なポイントであることはたしかです。

4章

元気になる！　若返る！

「巻き肩」解消でいいことがたくさん起こる

猫背と巻き肩、どこが違う？

ひところ猫背に注目が集まり、その改善方法もさまざまなメディアで紹介されました。この本を手に取ってくださっている方も猫背の人が多いかもしれません。猫背と巻き肩が同じことだと思っている人もいるでしょう。

でも、厳密には**猫背と巻き肩は完全にイコールではありません**。

簡単にいえば、猫背の人はもれなく巻き肩の人です。典型的な猫背は、胸椎が曲がり、骨盤が後ろに傾いているために背中が丸まっています。ひざもやや曲がっている人が多いでしょう。そして、肩が前に入っています。猫背の人で、肩が前に入っていない人はいませんね。これが、猫背の人がみんな巻き肩である理由です。

一方、巻き肩はあっても猫背ではない人もいます。猫背の人と同じように肩が前に入っている状態ですが、肩が内側に巻き込まれてはいても、背中まで丸まっていないというタイプの人です。

ところが、巻き肩が悪化していくと、やがて背中が丸まって猫背になっていきます。つまり、**猫背になる前にまず、巻き肩がある**のです。

このことから、猫背にならない方法がおのずとわかると思います。

そう、巻き肩にならなければ猫背にもならないのです。**巻き肩を治すと、自然に猫背も治ってしまいます**。これはもう、巻き肩を治さない手はないと思いませんか。

自分は姿勢が悪いと認識している人で、猫背だと思っている人はいても、巻き肩であると認識している人は少ないようです。そもそも、巻き肩自体を知らない人が多いのですから、仕方がありません。そんな人が、猫背を治そうと背筋を伸ばしたり、腰を後ろに反らしたりして躍起になっても、なかなか改善しません。

それもそのはず、まず巻き肩を治すことが第一歩なのですから。

まだ猫背にはなっていない人なら、巻き肩を治すことで改善が難しい猫背の予防もできることになります。

もちろん猫背がある人も、巻き肩を治せば、猫背は改善されます。そればかりか、体調や、精神状態、そして美容面にも影響し、全身元気になっていきます。これについては後ほど詳しく説明していきましょう。

巻き肩は腕にも影響を与えている

巻き肩は、単に肩が内側に巻き込まれて姿勢が悪いだけだと思ったら大間違いです。巻き肩は腕にも影響を与えています。

考えてみれば当然で、腕は肩から生えているようなもの。肩が内側に入っていれば、そこから伸びた腕に影響をしないわけがありません。

たとえばパソコンのキーボードを叩いているときの腕の形を思い描いてください。キーボードに対して、手のひらを下に向けていますね。そのとき、腕全体は、内向きになっています。

実は、パソコンのキーボードを叩いている姿勢は、完全に脇が甘い姿勢です。でも本来の人間の自然な腕の状態は、軽く手のひらを上に向けた状態なのです。それが、古来から人間が身を守る姿勢だったからではないでしょうか。

わかりにくい人は、まず、自然に腕を垂らした状態で立ってみてください。そのとき、手のひらはどちらに向いていますか。正しい手のひらは、軽く前方を向いています。つまり、正面から見ると、手のひらが半分くらい見える状態です。

ところが、巻き肩の人は、手のひらが後ろ側、背中側に向いてしまいます。これは、人間の筋肉のつき方、体全体のバランスのとり方から見ても、非常に不自然です。

でも今、手のひらを下に向けて作業をすることが多い現代人は、無意識に腕を内側にねじるような、間違った向きにしてしまいがちなのです。そのほうがラクだという人は、すでに間違った筋肉のつき方をしている、つまり巻き肩になっている可能性が高いと思っていいでしょう。

キーボードを打つときも、正常な人では腕に何の負担もかからないものですが、巻き肩の人では、筋肉に不自然な負荷がかかってしまいます。そのため、**巻き肩の人は腱鞘炎になったり、ひじの痛みを感じやすくなったりします**。

そこまで痛みを感じなくても、パソコン作業をしていると、「腕が疲れる」「何となく腕が重たく感じる」という人は多いはずです。

これも、原因のひとつに巻き肩があります。姿勢がいい人は背中や腰の体幹で腕の負担を吸収できますが、巻き肩の人はそのまま腕に負担がかかってしまいます。上半身がしっかりしていれば、上半身で吸収できるはずなのです。

ちなみに、**巻き肩の人は二の腕も太く見えます**。女性にとって、二の腕のラインが美しいのは憧れのひとつなのではないでしょうか。

肩が内側に入ってしまった巻き肩の状態では、二の腕の骨の位置も体の前側に入り、不自然な筋肉のつき方になります。これが二の腕が広がり、たるんでくる原因にもなるのです。

またこのあと詳しく述べますが、巻き肩だと肩甲骨まわりの筋肉がうまく使われなくなります。そのため、それにつながる二の腕の筋肉も使われず、二の腕は締まらないまま……。巻き肩が改善され、正しい位置に戻ると、二の腕の筋肉も十分使われるようになり、二の腕が引き締まり、骨の位置も背中側に戻るため、二の腕のラインもきれいに見えるようになります。

肩甲骨が広がることで、肩こり、首こりに!

肩甲骨《けんこうこつ》とは、背中にある平べったい一対の骨です。肩が前後に動くのも、腕を前後に動かしたり、ぐるぐる回せるのも、この肩甲骨の支えがあってこそ。

肩甲骨が柔軟な人は、この自由に動く肩甲骨の支えによって、背中のラインが正しく保たれています。

巻き肩になると肩甲骨まわりの筋肉が使われにくくなるといいました。この理由は、巻き肩の姿勢を後ろから見るとよくわかります。

肩が体の前に入っているために、背中にある左右の肩甲骨の間が広がってしまうのです。背中が丸まっていると、左右の骨盤が離れてしまうのは、想像ができるでしょう。言い方は悪いですが、後ろから見ると、しまりのない、だらしのない姿勢に見えます。

巻き肩になると肩甲骨は前には動くものの、後ろに動くのが困難になってきます。そのままの状態だと時間が経つにつれ、肩甲骨が広がったままになってしまいます。そして、肩甲骨の間が広がると、ますます肩甲骨の動きは悪くなるという、悪循環に陥ってしまうのです。

肩甲骨まわりには、首の後部から背中にかけて広がる僧帽筋《そうぼうきん》という筋肉があります。また、肩を包み込むようについている三角筋《さんかくきん》という筋肉もあります。

巻き肩になり肩甲骨が広がることによって、これらの筋肉は、体の前側に引っ張られてしまいます。肩甲骨が自由に動かないため、筋肉も凝り固まってしまい、リンパの流れも悪くなります。これが、巻き肩によって肩こりが起こる原因です。

巻き肩になると、いくらマッサージに行って肩をほぐしても、根本的な解決にはなりま

巻き肩になると肩甲骨が広がってしまう

正常な肩甲骨

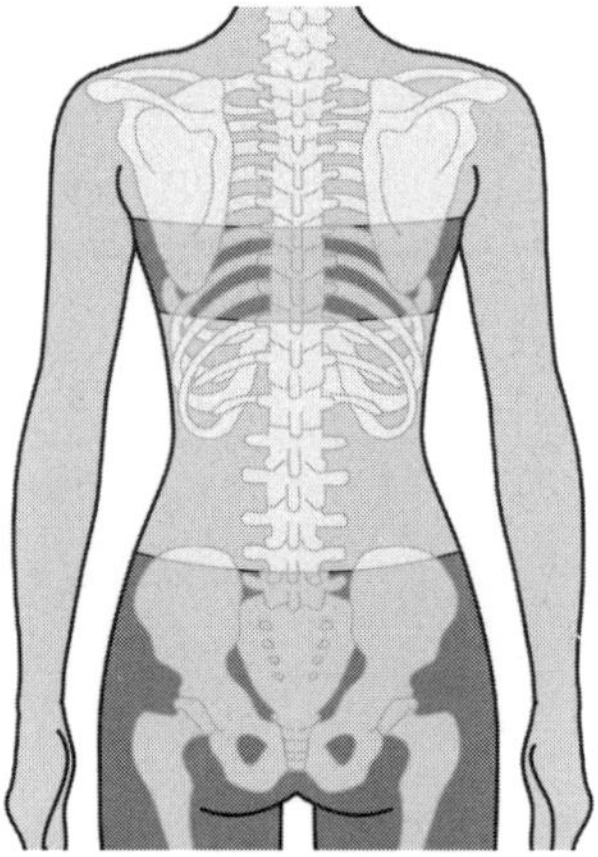

巻き肩の肩甲骨

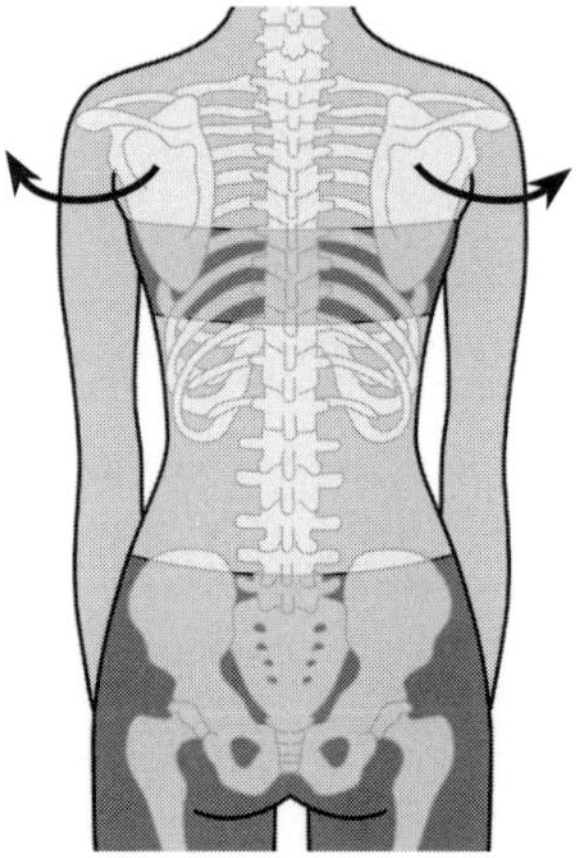

せん。巻き肩である以上、時間が経つにつれ、また肩甲骨まわりの筋肉は凝り固まってきてしまいます。そしてまた、肩こりに悩まされマッサージ店へ……終わらない負の連鎖が続いてしまうのです。

肩甲骨と骨盤は連動している

肩甲骨に関連して重要なのが**骨盤**です。

肩甲骨と骨盤——体の位置も離れていますし、直接関係がないように思われがちですが、実は大アリなのです。

これは人間が四足歩行だったときの名残です。四足歩行のとき、人間でいう右手を前に出すと、同時に左脚が前に出ます。同様に左手を前に出すと右脚が前に出ます。このことから、**右肩甲骨は左骨盤に**、**左肩甲骨は右骨盤に**、**体はクロス状に連動している**のです。

人間が二足歩行になっても、右手を前に出すと左脚が前に出ます。右手と右脚を同時に前に出して歩く人はいないでしょう。これも、四足歩行の名残だといわれています。

肩甲骨の動きが骨盤の動きに連動するのは、人間の体として当たり前のしくみだったのです。

ですから、左右の肩甲骨の間が狭くなれば左右の骨盤も閉じ、肩甲骨の間が広がれば骨盤も広がるということになります。

巻き肩の人は、肩甲骨の間が広がっている状態ですから、骨盤も広がっています。本来、骨盤はそう簡単に広がるものではありません。しかし巻き肩はもちろん、悪い姿勢が続いたり、脚を組むなどの日常の無理な姿勢を続けたりすることで少しずつ広がっていきます。

では骨盤が広がると、どんなことが起きるのでしょうか。

まず、**下半身のバランスが崩れた状態で姿勢を保とうとするため、背骨がゆがみ、腰痛を引き起こす原因になります**。また、股関節も広がるため、脚の形にも影響を与えます。さらにいえば、**骨盤が広がることで内臓が下垂して腸の動きが悪くなり、代謝が落ちて太りやすくなる**といったことまで引き起こしてしまいます。

股関節の話が出てきたので、つけ加えていうと、骨盤と同様、肩と股関節もクロス状にリンクしています。

そもそも骨盤と股関節は隣り合っているので納得しやすいと思います。たとえば私の治療院に、五十肩で肩があがらないといっていらした患者さんには、クロスした位置の股関節を施術によってやわらかくすると、肩があがるようになることがしばしばあります。

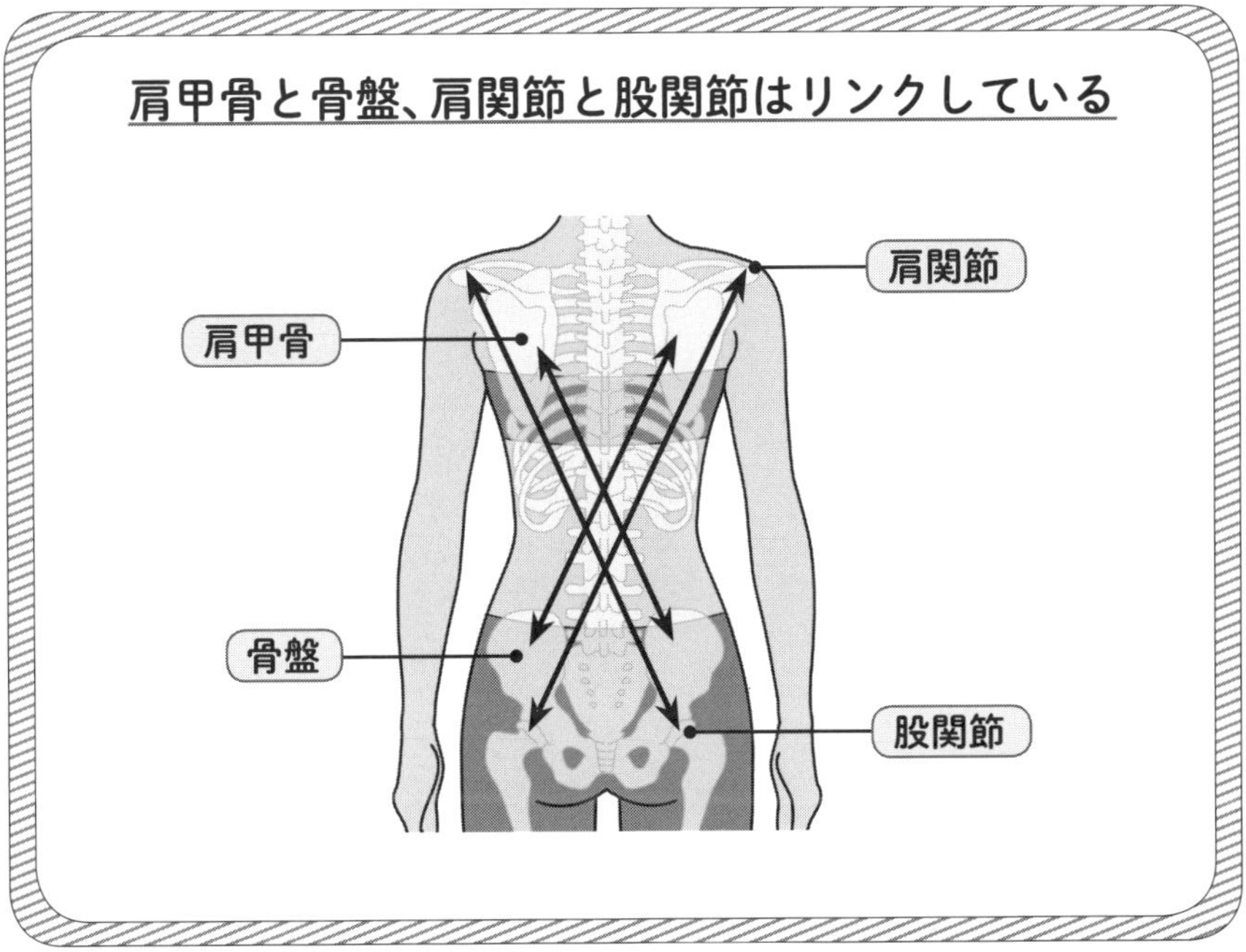

巻き肩になる人は、関節のなかでも肩と股関節が硬いのです。巻き肩があって肩が硬くなっていると、股関節も内側に巻き込んだ状態で硬くなっています。そうなると、歩いたときに歩幅が狭くなり、いわゆるちょこちょこ歩きになるので、転びやすくなってしまいます。

年をとればとるほど歩幅は狭くなります。どんなに若い人でも、歩幅が狭くなると、老化現象が起きていることと同じ状態なのです。

ストレートネックは視力低下も招く

巻き肩は肩こりだけでなく、首のこりも招きます。肩甲骨まわりが凝り固まっているのですから、当然でしょう。

とくに首こりは、巻き肩はもちろん、あごが前に出てしまう人（首が前傾している人）に多いのです。パソコンやスマートフォンの操作によって、あごを前に出して、前のめりになっている姿勢が続くと、首の前方の横側についている胸鎖乳突筋《きょうさにゅうとつきん》という太い筋肉にも負担がかかり、凝り固まってしまいます。

頭の重さはよく、スイカやボウリングのボールにたとえられます。首が正しい位置にあり、頭が首によってしっかり支えられていれば、首への負担は少ないものです。それがほんの少しでも前に傾いたところを想像してみてください。乗せているのは、スイカあるいはボウリングのボールです。首がものすごい力で引っ張られてしまうのが想像できるでしょう。

巻き肩の人は、日常的にそのような状態だということです。ということは**普通の人より**

もずっと頭の重さを感じて過ごしているはずです。でも、それが当たり前の状態になっているので、絶えず首のこりや肩への負担を感じたまま過ごしているのです。

首のつけ根には大きな血管が集中していますから、ここが凝り固まってしまうと、血行が悪くなり、ますます首こりが悪化します。また、首のまわりには大きなリンパ節が集中しています。リンパは、不要になった老廃物を排出する大切な働きを司っているだけでなく、細菌や異物が体内に入らないように体を守る免疫機能もあります。その**リンパが滞れば、首こりどころか、体調が悪くなってしまいます**。

そしてもうひとつ、最近増えている症状があります。

それが「**ストレートネック**」です。ストレートネックとは、文字通り、首がまっすぐになっている状態のこと。

通常、首を横から見ると、後頭部の下のあたりが湾曲しています。このことによって、重い頭を支える負担を減らしているのです。ところが、ストレートネックの場合、頭の重さの全重量をそのままダイレクトに首で支えていることになります。

ですから、ストレートネックになると**首のこりや肩こりがひどくなってしまう**のです。

首には重要な血管やリンパ、神経が通っていることはお話ししましたが、ストレートネックになると、**目の疲れや視力の低下**まで招いてしまいます。逆にいえば、視力が低下した人や目の疲れがひどい人の多くは、首や肩がこっているといえるでしょう。

ストレートネックでは、脳や目に届く血流が悪くなります。視力の低下だけでなく、頭痛や吐き気まで起こす人もいるくらいです。また、脳への血流が悪くなれば、最悪の場合うつ症状まで出てきます。

体の前後の筋肉は互いに引っ張り合っている

巻き肩の場合、背中側、つまり体の後ろ側の筋肉が伸び、逆に体の前側の大胸筋《だいきょうきん》などの筋肉は縮んでいる状態になります。このこと自体、非常に不自然な状態であることがわかると思います。

人間の体は、バランスが大事です。**体の前側の筋肉と、後ろ側の筋肉をバランスよく鍛えることが大事**なのです。綱引きにたとえれば、体の前側の筋肉と後ろ側の筋肉が互いに引っ張り合って、ちょうどいいバランスのところで拮抗《きっこう》している状態がベストです。

筋肉には「**屈筋**《くっきん》」と「**伸筋**《しんきん》」という2種類の筋肉があります。

名前だけを見ると、曲げる筋肉と伸ばす筋肉というイメージを持たれるかもしれません。

筋肉は互いに引っ張り合っている

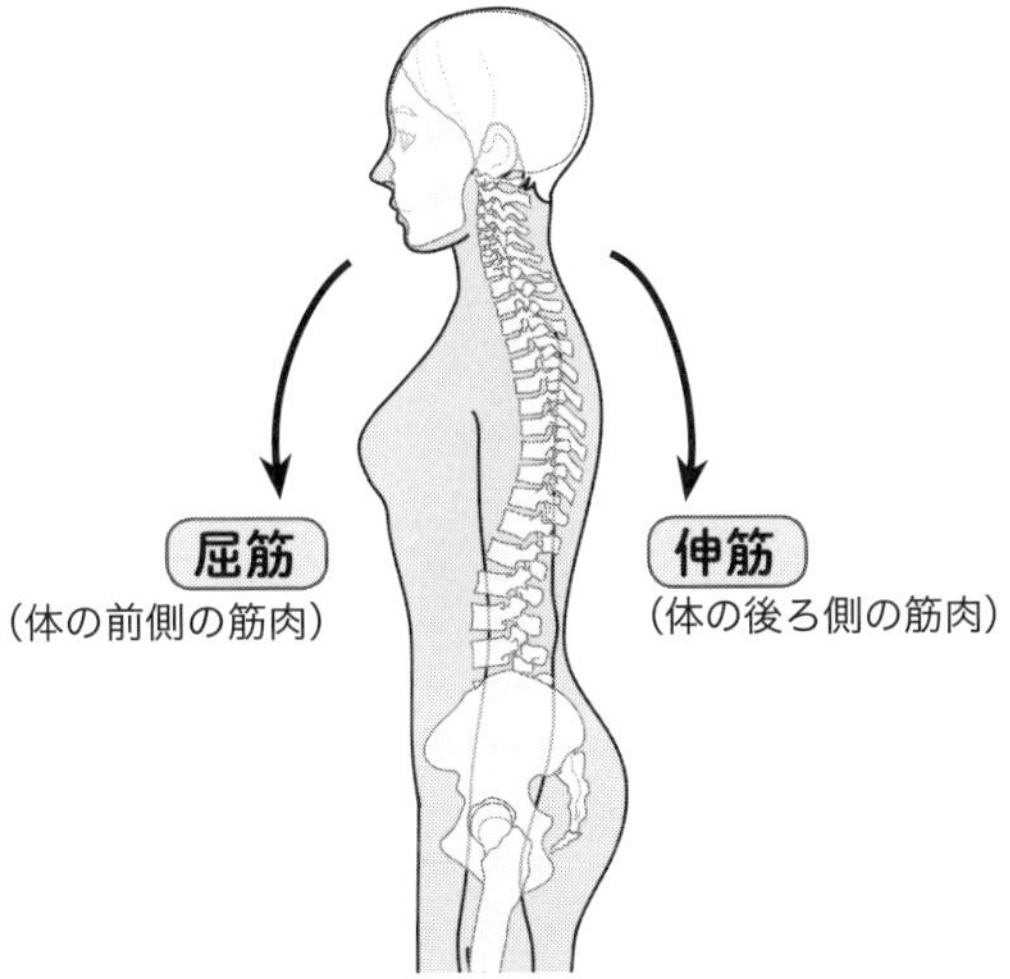

具体的にどのようなものかというと、ひじを曲げたときにできる力こぶは屈筋です。これは二の腕の内側にある上腕二頭筋《じょうわんにとうきん》が屈曲してできたものです。

それに対して、ひじを伸ばしたとき、二の腕の裏側がややふくらんだときにできる筋肉が伸筋です。これは腕の裏側にある上腕三頭筋《さんとうきん》が屈曲してできたものです。

屈筋、伸筋という名前がついた理由は、関節を曲げたときに働く筋肉＝屈筋、関節を伸ばすときに働く筋肉＝伸筋ということです。

この例からもわかるように、**屈筋は鍛えやすく、伸筋は鍛えにくい**ものです。鍛えやすい筋肉は、当然、衰えにくい筋肉です。一方の伸筋は、鍛えにくいために衰えやすい筋肉です。

体の前側にある筋肉、たとえば大胸筋や腹筋、腹斜筋《ふくしゃきん》は、鍛えやすく衰えにくい筋肉です。実際、筋トレをするとなると、腹筋が鍛えやすいのは納得できるでしょう。

これに対して、体の後ろ側にある筋肉、たとえば僧帽筋、広背筋《こうはいきん》、脊柱起立筋《せきちゅうきりつきん》などは、鍛えにくく衰えやすい筋肉です。背筋を鍛えようと思っても、なかなか鍛えにくいものです。巻き肩になって背中側の筋肉が前に引っ張られると、背中が丸まってきます。伸びきった筋肉はますます鍛えにくくなり、衰えていき、巻き肩や猫背が悪化していくというわけです。

屈筋と伸筋はバランスが大切です。いくら腹筋を鍛えていても、背筋が鍛えられていなければ、バランスがいいとはいえません。

体の前側を鍛えるのは、やり方もわかりやすいですし、成果も見えやすいのでやっていて楽しいものです。一方、体の後ろ側は、鍛え方もわかりにくいですし、やっていてつらい体勢のものが多いものです。鍛えにくい伸筋は、屈筋の倍は鍛えるイメージを持ちましょう。

背筋を鍛える簡単な方法は、「うつぶせになって両手を床につけ、上半身だけを床から引き上げる」というもの。息を吸ってゆっくり持ち上げ、息を吐きながらゆっくり元に戻します。やりすぎると腰を痛める危険があるので、2、3回から少しずつおこないましょう。

あきらめずに背筋を鍛えることで、必ず巻き肩の改善につながっていきます。

巻き肩は老化と同じ!?

繰り返しになりますが、**巻き肩は体の前後の屈筋と伸筋のバランスが崩れている状態**です。よくお年寄りが前傾姿勢になってしまうのは、体の後ろ側の筋肉が衰えるからです。お年寄りの前かがみの姿勢と巻き肩は同じものではありませんが、起きている現象は同じです。

先ほど、巻き肩が股関節に影響を与え、歩幅が狭いちょこちょこ歩きになるのは、老化現象が起きていることと同じと書きました。ちょこちょこ歩きは典型的なお年寄りの歩き方だからです。

つまり、突き詰めれば、**年齢にかかわらず巻き肩があること自体、老化現象のひとつで**

あり、年齢は若くても体は退化しやすくなっているということなのです。

また、若い人で尿漏れが起きるのも、老化現象のひとつといえるかもしれません。伸筋が衰え、体が前に前にと引っ張られて巻き肩になり、背中が丸くなると、内臓の重みに膀胱が耐えられなくなり、尿漏れしてしまうのです。

巻き肩は、小学生くらいの子どもにも増えています。

学校では「姿勢をよく」と指導されますが、一時的にはいい姿勢ができても、それをキープすることが難しくなっています。お母さんと一緒に電車に乗って、座りながらゲームやスマートフォンを見ている子どもの姿勢を見て、びっくりすることも少なくありません。最近では、小学生のお子さんでも、肩こりで来院するケースがあります。

子どもの姿勢が悪くなった理由のひとつは、昔と比べてあまり外で遊ばなくなったことによる体力の低下があるでしょう。また、畳ではなくソファなどのイスでの生活、和式便所でしゃがむことがなくなり、座るだけの洋式便所の増加などがあげられます。

まっすぐ立っていられない子も増えています。そばに壁があればすぐによりかかる、両脚をそろえずに、片脚だけに体重をかけるといったことはありませんか。

このままでは、今の子どもたちが大人になり、年をとったときにさまざまな心身の不調に悩まされることになってしまいます。

脅かすつもりでいっているのではありません。私は非常に危機感を持っていますが、「良い姿勢を保つ」ことの本当の意味を、改めてまわりの大人が伝えてあげてほしいと思っています。

「筋トレすれば大丈夫」ではなかった！

巻き肩を予防するために筋トレをしなければ、と思った人がいたら、ちょっと待ってください。

もちろん、筋肉を鍛えることは悪いことではありません。でも、筋肉の老化を防ぐためには、やみくもに鍛えればいいというものではありません。

筋肉をムキムキに鍛えている男性もいます。ボディビルダーのように腹筋がいくつにも割れているのは格好いいのかもしれませんが、私から見ると、体の前側ばかり鍛えているように見えます。ムキムキマッチョな体は、体のほうからすると、実は日常生活に不必要な筋肉です。

『ターザン REBORN』という映画がありましたが、主演俳優は演じるにあたって、

8カ月かけて体をつくったそうです。その際、ジャングルで活躍するターザンが、ボディビルダーのような体ではおかしいからと、自然に近い筋肉づくりをしたそうです。ジャングルのなかで木登りをしたり、ロープを伝ったりするのですから、たしかにボディビルダーの筋肉ではおかしいです。

何がいいたいかというと、あえて鍛えることでつくり上げたボディビルダーのような筋肉と、自然のなかを駆けずり回ってできた筋肉は違うということです。**自然な筋肉は、もっとスリムで柔軟**なのです。

スポーツをおこなうのもいいことだと思いますが、スポーツにも、体のバランスが悪くなるものが多いのは否定できません。たとえば野球やテニス、ゴルフなどをプレーしているときの姿勢を思い出してください。前かがみになり、肩を内側に入れておこなうものが多いこと、右手または左手だけを使うことが多いのに気がつくのではないでしょうか。

肩が内側に入らないスポーツで思いつくのは、水泳のなかでも背泳ぎくらいです。大胸筋を使うスポーツはほとんど、肩を内側に入れてしまう恐れがあります。

鍛え方というのは難しいものです。見た目を重視するなら大胸筋や腹筋を鍛えればいいのですが、バランスのいい体に整えるためには、それではうまくいきません。

筋肉は収縮する力しかありません。だから屈筋は鍛えやすいのですが、一方で自分の筋肉は意識しないと自分で伸ばすことができません。そして、**筋肉は鍛えれば鍛えるほど硬くなりますから、鍛えたら必ず伸ばす必要がある**のです。

誤解しないでいただきたいのですが、私は運動やスポーツをすることが悪いことだといっているわけではありません。アンバランスな鍛え方をせず、鍛えたら伸ばしましょうといっているのです。

プロのアスリートでも格闘家でもない私たち一般人は、特別に激しく鍛える必要はありません。とくに屈筋は日常生活のなかでも自然に鍛えていることが多いものです。たとえば、普通に荷物を持つだけでも、十分に腕の内側の上腕二頭筋（屈筋）は使われ、鍛えられていますが、腕の裏側の上腕三頭筋（伸筋）は鍛えることができません。

上腕二頭筋（屈筋）と上腕三頭筋（伸筋）のように、互いに相反する運動をおこなう筋肉を、「拮抗筋《きっこうきん》」といいます。先に綱引きの例をあげましたが、屈筋と伸筋がお互いに引っ張り合い、拮抗し合い、絶妙なバランスで保たれていることが大切です。これが、筋肉が円滑に動くのに重要なポイントです。

いつかのテレビで、元気なお年寄りが体の柔軟性を見せようとして、立ったまま前屈して「床に手が着きます」などといっているのを見たことがありました。でも、同じ人に「腰を後ろに反らせてください」というと、おそらくできないのではないかと思います。

ある程度年をとると後ろに反ることのほうができにくくなります。つまり、背中が伸びにくくなるのです。

話を巻き肩に戻しましょう。何度も繰り返すようですが、巻き肩を解消するのに必要なのは、あくまでも体の前側の筋肉と後ろ側の筋肉の均整がとれた状態、屈筋と伸筋のバランスのいい体です。

そのためには、**伸筋を意識して鍛えること**、つまり2章で紹介したような「背中枕」を使って**背中側の筋肉を伸ばす**ことが大切なのです。

筋肉の本来の動きを損ねないことが大切

筋肉は、本来の動きを損ねる動きをすると傷めてしまいます。

立ったりしゃがんだり、足腰を鍛えたりする機会が少なくなった現代人は、筋肉に不自然な負荷がかかり、傷めてしまうことが多くなっています。

先に、パソコンのキーボードを入力する手の向きは、本来の人間の腕のつき方から見ても不自然だといいました。これは、両腕を内側にまわす（キーボードに手のひらを下に向

パソコンをキーボードに手を置くときのコツ

① 手のひらを上にして、両腕を広げる

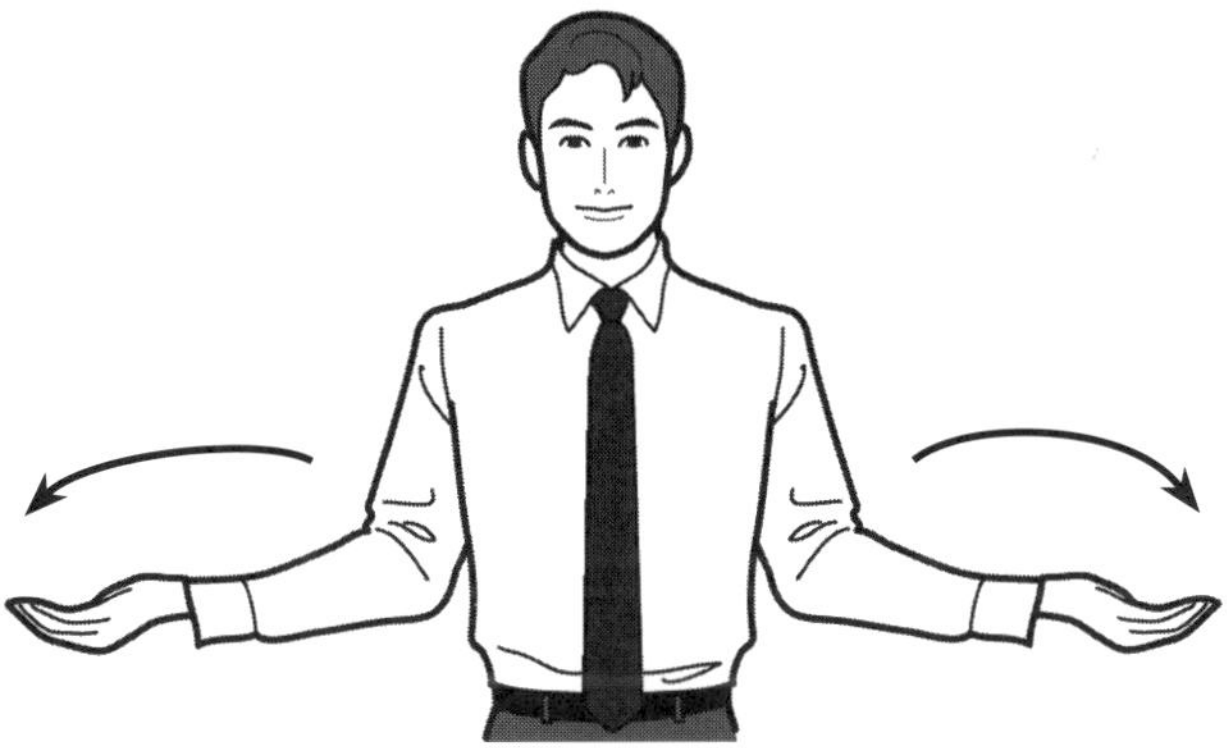

② 手のひらを下にして脇を締めてから、キーボードに手を置く

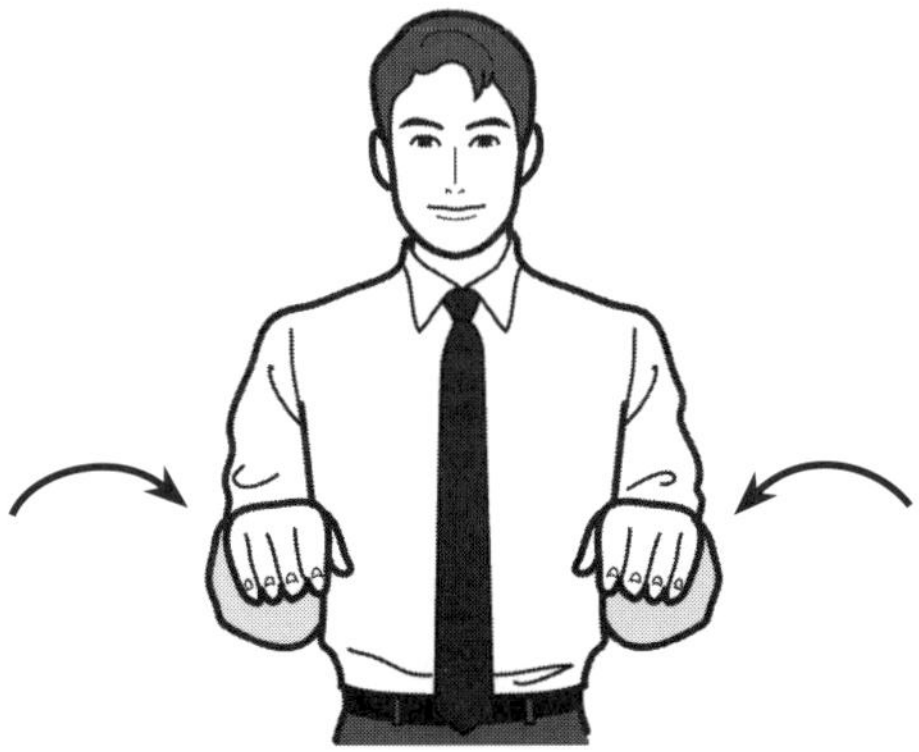

けて乗せている）体勢が、本来の動きを損ねているのです。だから腕が疲れたり、腱鞘炎になったりするのでしたね。

腕を必要以上に疲れさせないためには、まずいったん手のひらを上に向けて広げてから、手のひらを内側に返してパソコンのキーボードに手を置くようにしましょう。すると、腕の筋肉にムダな力がかかりにくくなります。

腕と脚に関していえば、**腕は外側に曲げ、脚は内側に向けるのが本来の動き**です。

２章で紹介した「背中枕ストレッチ」で、手の小指同士をつけたり、足の親指同士をつけるのには、筋肉の本来の動きに逆らわないため、という理由があります。

実は、以前撮影で、モデルさんに手の小指同士をつけたまま、腕をまっすぐ伸ばすように指導したところ、できなかったことがありました。小指をつけたままでは、腕が上にあがらなかったのです。それだけ、パソコン入力などの不自然な体勢をとり続けるといった、本来の筋肉の動きに反した生活を送っていたのでしょう。

足の親指同士を「ハの字」のように合わせるようにすると、見た目は内股のような不自然な体勢に見えるかもしれません。でも、この体勢が正しい理由は、立ってみるとわかります。ハの字のまま、親指に重心を置いて立ってみてください。重心を置くといっても、ぐっと力を入れるのではなく、ふわっと自然な形で親指側から土踏まずのほうに重心を置

筋肉が本来動く方向に逆らわない

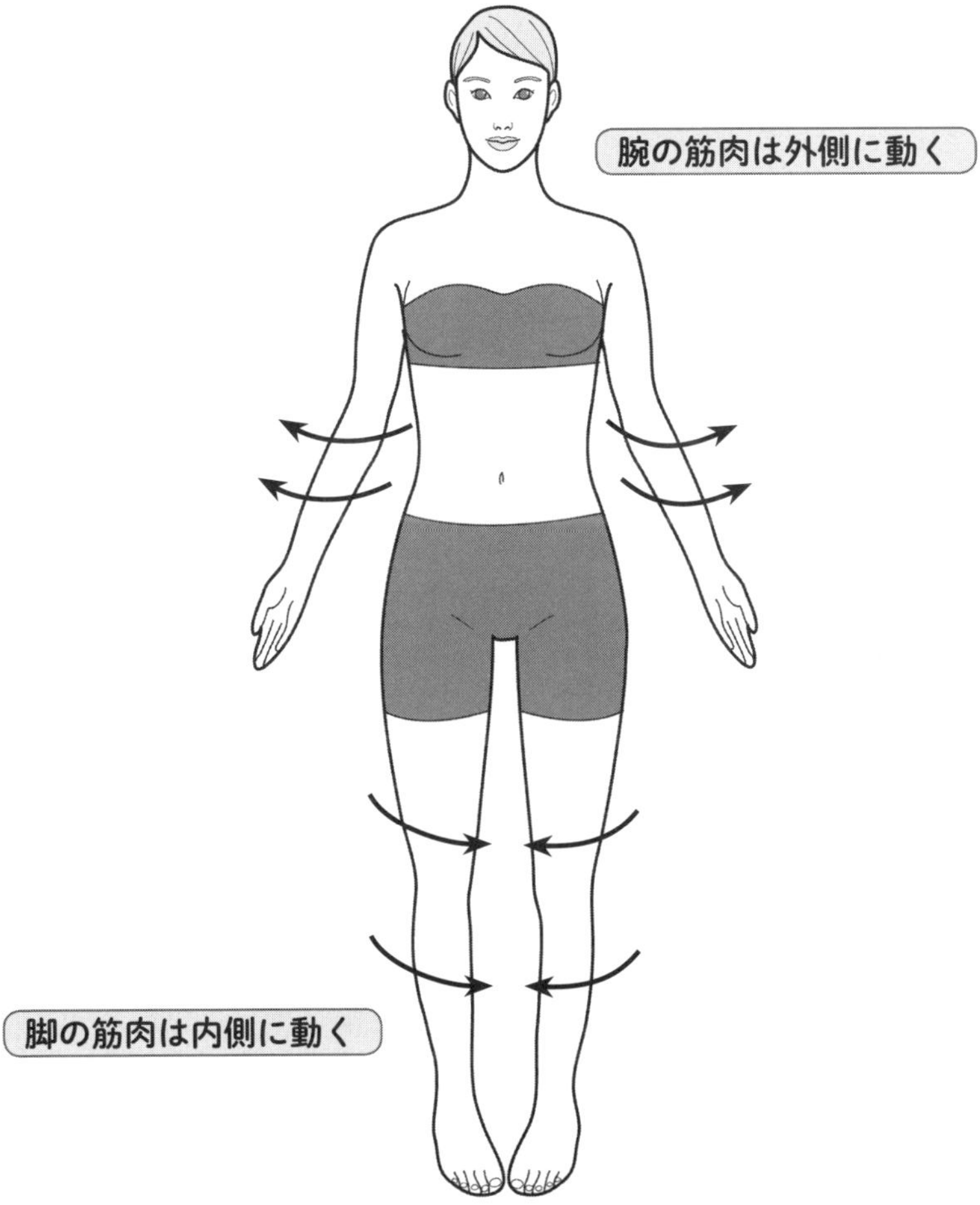

いて立つのがポイントです。そうすると、立っていてもぐらつかないはずです。

混んだ電車で揺れが激しいのに、つり革がつかめないときなどに、この体勢で立ってみるといいと思います。おそらくぐらつかないで立っていられるでしょう。**重心が外側にかかってしまうとO脚になり、立っていてもぐらつきやすくなります。**

東洋医学では、手足の小指、足の親指を重要視しています。東洋医学で全身に分布しているといわれる経絡は、指先にその始点と終点がありますが、手の小指と足の親指だけは、2つずつあるのです。

特に小指は、手も足も生殖器にかかわっています。小指が極端に短い人は、不妊傾向があるともいわれます。女性が履くハイヒールは、つま先が細いので小指を痛めつけていることになりますので要注意です。不妊はもちろん、生理痛や生理不順、子宮筋腫などの婦人科系のトラブルや、尿漏れなどの泌尿器系のトラブルが起こりやすくなるといわれています。ですから小指は本来、解放してあげなければいけません。

今まで小指を痛めつけてきてしまった、と後悔した人は、お風呂に入ったときに足の小指をよくもんでください。手の小指も、もんだり軽くねじったりしてあげましょう。

巻き肩は内臓にも影響する！

ここまで、巻き肩の骨や筋肉への影響についてお話ししてきましたが、実は巻き肩は内臓にも悪影響を与えます。

巻き肩になると、肩が内側に入るため、どうしても大胸筋を圧迫する形になります。それが心臓と肺を圧迫することにつながります。要するに、**肩が内側に入ることによって心臓と肺が自由に動けなくなってしまう**のです。その結果、**不整脈や動悸・息切れが起きたり、呼吸が浅くなったりして、肺活量が落ちてきます**。

肺活量が落ちると、スタミナが低下します。肺が十分に活動できなければ、体に酸素を送ることができませんから、どんどん元気がなくなっていきます。

巻き肩の人はたしかに、あまり元気がない印象を受けることがあります。これは単なる見た目の印象ではなく、肺活量の問題だったのです。巻き肩とスタミナ不足とは、なかなか結び付きにくいのですが、スタミナの源は、肺活量にあるのです。

肋骨が左右に広がり、横隔膜《おうかくまく》がさがることで肺が広がります。肩が内側に入った巻き肩では、胸が圧迫されるので、肋骨が左右に十分に広がることができなくなります。**肺活量がさがればやがて免疫力も落ちて、風邪を引きやすくなります。**

胸骨の裏側、心臓の上前部には、胸腺《きょうせん》という臓器があります。胸腺は、骨髄《こつずい》でつくられた免疫細胞のリンパ球の働きを強化する役割を担っています。巻き肩になると、この胸腺も圧迫するため、さらに免疫力が落ちてしまいます。

鎖骨も人間にとって非常に大事な骨です。鎖骨が柔軟だと、体はバランスがいいのです。想像してみてください。鎖骨の左右のバランスが悪ければ、体全体のバランスも悪くなりますね。鎖骨と肋骨と肩甲骨は深くかかわり合っています。肋骨は、心臓はもちろん、肝臓や脾臓《ひぞう》など大事な臓器を守っている骨です。呼吸するたびに左右に広がり、弾力もあります。

筋肉も骨も、弾力があるのが正常な姿です。でも、肩こりがひどい人や巻き肩の人では、鎖骨や肋骨が硬く、弾力がなくなります。筋肉や骨が硬いと、極端な言い方をすれば、まるでロボットのような動きしかできず、**何をしても疲れやすくなってしまいます。**

実際、私の治療院で指圧をするときも、肋骨周辺にある肋間筋や前鋸筋《ぜんきょきん》をほぐすと、ふーっと呼吸がラクにできるようになります。

また**巻き肩になることで姿勢が悪くなると、おのずと内臓が圧迫されます。**

たとえば、胃腸が圧迫されるので胃もたれや便秘、下痢などが起こりやすくなります。女性の場合は、子宮や卵巣が圧迫されますから、生理不順や不妊につながりやすくなります。内臓全体が下垂してしまえば膀胱を圧迫し、尿漏れも起こりやすくなるでしょう。

胃腸や子宮だけではありません。内臓が自由に動けるのが理想の体なのですが、**巻き肩は、いわゆる五臓六腑すべてが閉じ込められているといっても過言ではない状態**なのです。

姿勢が変われば、心も変わる

肩が内側に入った巻き肩の姿勢——見ただけで元気がなさそうに見えますね。

見た目だけでなく、実際にスタミナがなくなり、元気を奪い、疲れやすくなるのは、すでに説明した通りです。

ここまで読んできた方にはもう想像がつくと思いますが、巻き肩は心にも影響を与えます。

巻き肩になると内臓が圧迫されますが、なかでも**みぞおちが圧迫されると、ストレスがかかって不眠に陥りやすくなります。**

みぞおちとは、おなかの上のほうの真ん中あたりにある、人間の急所です。周辺には胃、肝臓、大腸などの臓器があり、いろいろな神経が通っています。実はみぞおちは、人間の急所であると同時に、不眠の急所でもあります。

みぞおちが緊張すると、交感神経が優位になり、なかなか眠れなくなるのです。

ストレスがある人は体が硬くなっています。考えてみれば当たり前の話で、ストレスを強く感じている人は、常に緊張しています。筋肉も委縮しているので、放っておいてもやわらかくほぐれることがありません。嫌なことがあって緊張すると、筋肉はどんどん収縮して硬くなっていきます。やがて動くのも面倒になり、さらに筋肉が硬くなるという悪循環に陥ります。

私の治療院に、ストレスで眠れないといっていらっしゃる患者さんは、総じて体がカチカチに固まっています。肩甲骨から肋骨まで、体をほぐしてあげるとよく寝られるようです。

気持ちと筋肉は本当に直接つながっていて、ストレスを感じて緊張すれば硬くなり、気持ちがリラックスすれば体もリラックスします。

巻き肩という姿勢自体、ストレスで萎縮している状態と同じです。ニワトリが先か卵が先かではありませんが、ストレスを感じて筋肉が萎縮するから巻き肩になるのか、巻き肩だから筋肉が委縮してストレスを感じやすくなるのか、もはやわからなくなっています。

それだけではありません。先にストレートネックの人にうつの症状が出ることがあるとお話ししましたが、**巻き肩であることが、そもそもうつを引き起こす可能性が高い**のです。

体と心はつながっています。心の不調がある人は、呼吸が浅く、肋骨が硬い人が多いことを実感しています。

姿勢が変われば、心も変わります。

いつも明るく、自信がある人で姿勢が悪い人がいるでしょうか。

巻き肩の人で、はつらつとして自信に満ちあふれている人はいるでしょうか（まれにいらっしゃるかもしれませんが、見た目の印象にはそうは見えませんね）。

逆に、自分に自信がなくても、心に不調があっても、**巻き肩が改善され、正しい姿勢で胸を張って歩いていれば、気持ちが前向きになってくる**ものです。

東洋医学では、古くから五行理論という考え方があります。2000年以上も前から、現代の医学で研究してわかってきたことをすでにおこなっているのです。どういうことかというと、肝《かん》、心《しん》、脾《ひ》、肺《はい》、腎《じん》の五臓を中心に人間の体は機能しているというもの。そこでは内臓と精神が影響し合っているとされ、診断方法や治療法などの参考にされています。

具体的にいえば、肝＝イライラ・怒り、心＝喜び、脾＝クヨクヨ・思い煩い、肺＝悲しみ、腎＝恐れというように、5つの臓器に5つの感情を割り当てています。たとえば肝臓が悪い人は怒りっぽいですし、肺が悪い人は気分が落ち込み、悲しみに沈みやすいということになります。

余談ですが、心臓移植や肝臓移植をすると、性格が変わるといわれることがあります。肝臓を移植したら、今まで怒りっぽかった人が穏やかになったりすることがあるようです。これも、この五臓と精神の考えに当てはめると納得できます。

巻き肩はすべての臓器に影響を与えるものです。巻き肩によって内臓が圧迫されれば、五臓による精神的な変化は免れません。巻き肩が改善され、姿勢を改善することによって、五臓の働きがよくなれば、心も元気になるでしょう。

美容・アンチエイジングにも効果大

巻き肩を解消すると、女性にとってうれしいことばかりが起こります。

それが、美容とアンチエイジング効果です。

まず第一に、**顔のしわやたるみが取れてきます**。にわかには信じられないという声が聞こえてきそうですね。でも、考えてみれば、巻き肩の人は姿勢が悪く、首から肩まわりにかけての血行も悪いですから、老け顔になりやすいといえます。

頭皮から首、肩にかけては、一枚の皮でつながっています。ですから顔をいきいきとさせるためには、首、肩、もっといえば背中までもやわらかくほぐして血行をよくすることが大切になってきます。私の治療院でも、患者さんに顔の施術をするとき、まず背中の施術からスタートさせます。背中から、顔までつながっている筋肉を引っ張ることで、たるみやしわの改善につながります。

プロレスラーがかぶる覆面を想像してみてください。闘っているうちに、覆面が顔の下のほうにさがってきてしまったとします。さて、どうやって直しますか？

頬のあたりでたるんでいる覆面の布を上に引っ張りますか？　やってみるとわかるのですが、いちばんやりやすいのは、後頭部の下、首の後ろからたるんだ布を下に引っ張ることです。そうすると、顔の下方にずれた布もピンと張り、あがってきます。

同じように、顔のしわやたるみを伸ばすのも、体の後ろ側、首から肩、肩甲骨のあたりを改善するのが遠まわりのようで近道なのです。

ちなみに、覆面の原理と同じように、バストも上に引っ張られますから、**バストアップにもつながります**。2章で紹介した「背中枕」を使うと実感できると思いますが、肩甲骨の後ろに背中枕を入れると、胸が張り、体が伸びることによってバストアップするのです。巻き肩の人は、大胸筋が縮んでいます。そのままではバストアップは望めないのはいうまでもありません。

さらに肌がきれいになる根本的な原因として、内臓が整うから肌もきれいになるということがいえます。

よく、「**肌は内臓の鏡**」だといいますね。巻き肩が改善すると、内臓も正しく機能しはじめるため、肌も整ってくるのです。

そしてもっとうれしいのがダイエット効果ではないでしょうか。

体の前側の筋肉と後ろ側の筋肉が支え合って、バランスよく発達してくると、骨盤も整い、内臓は正しい位置に戻りますね。そうなったらしめたもの。おなかがへこんでくびれができ、おしりも上向きになります。つまり、**ボディラインが整い**、**スタイルがよくなる**のです。当然、**代謝もアップ**しますから、ダイエット効果もあるというわけです。

見た目が美しいということは、それだけで女性にとってうれしいことでしょう。でもそれだけではありません。見た目の美しさは、体の表面的な美しさだけでなく、体の中身も整っていてすばらしいことを示しています。

姿勢が悪いとだらしない印象を与えるだけでなく、間違った体重のかけ方をしていたり、体が疲れやすかったりします。体のバランスが悪いと、体のなかにも影響が出てきます。逆に姿勢がよくて見た目が美しいのは、外見的にも若く美しく見えることはもちろんですが、体の中身もバランスがとれていて、精神的にも落ち着いている証拠です。

よく見た目で判断してはいけないといいますが、見た目で判断できることもあるということなのです。

体はすべてつながっている

巻き肩のメカニズムと、解消することで得られるメリットについて、さまざまな角度からお話ししてきました。

施術を通して35年以上、5万人以上もの患者さんとおつきあいをしてきましたが、巻き肩は本当に奥が深いと我ながら思います。

たかが姿勢ひとつ、と思われる人もいるかもしれません。でもここまでお話ししてきたように、**姿勢ひとつがあらゆる体の不調を引き起こし、体の各部位はもちろん、内臓にまで影響を与えてしまいます。それどころか、精神状態をも左右してしまうのです。**

体はすべてつながっています。

腰が痛いからと、腰ばかりぐりぐり押してもダメなのです。

腰痛が治らないと来院した患者さんに、首から肩から、体全体の施術をしたら、驚かれたことがありました。「今まで腰痛といったら、腰しかやってくれませんでした」と。

あごのズレを正したら、腰痛が治ってしまうこともあれば、足首と手首をほぐすと、血圧がさがってくることもがります。

手首と足首は、首につながっています。首がこってつらい人や、目が悪い人に、足首や手首をやわらかくするように施術すると、直接首を触らなくてもラクになってしまうこともあります。

一見、全然関係ないように見えるところもつながっていますから、巻き肩も体のあちこちに影響しているのは間違いありません。

何せ、あごが腰に影響を与えてしまうくらいなのですから。ましてや肩が内側に入っていたらなおさらでしょう。もしかして、巻き肩があることで、まだ解明されていない、予想もつかない悪いことが起きている可能性もないとはいえません。

ですから、体のある一部分だけにアプローチをするのではなく、**体をつながりととらえて、さまざまな部分からアプローチをする必要がある**のです。

5 章

「いい姿勢」は疲れない！

こらない、痛まない体になる毎日の習慣

現代人の生活は前かがみが多い

現代人にこれほど巻き肩が増えてしまったのは、前かがみになる姿勢が増えたことにあります。

4章で、小学校くらいの子どもにも巻き肩が見られること、若いうちから筋肉が衰えてきていることをお話ししました。

前かがみの姿勢の代表ともいえるのが、パソコンでのデスクワークやスマートフォンを見る姿勢ではないでしょうか。

ほぼ一日中デスクワークをしている方が治療院に来る理由は、「肩こり」や「首こり」「目が疲れる」「背中が痛い」といったところです。そういった方々を見ると、多かれ少なかれ、ほとんどが巻き肩なのですが、「巻き肩を治したいです」といって来院する方はいません。

それはそうですよね。自覚もないですし、巻き肩自体、ほとんど知られていないのですから。

パソコンやスマートフォンでの作業だけではありません。

家事をするときもほとんどが前かがみの姿勢をとっています。キッチンで調理をするとき、掃除をするとき、洗濯物をたたむとき……。**勉強で机に向っているとき**ももちろんそうでしょう。

現代人は前傾姿勢をとりすぎることによって、要は、背中側の筋肉がどんどんゆるんでいってしまっている状態なのです。

屈筋と伸筋のバランスの大切さについては、すでに説明した通りです。

お腹側の筋肉が縮み、背中側の筋肉が伸びてしまうアンバランスな状態が、体を支える筋力の低下につながっています。

ちなみにかくいう私も、施術をするときはほぼ前かがみの姿勢をとっています。

でも私は巻き肩のメカニズムも、筋肉の鍛え方も知っていますから、施術が終わると、「背中枕」を使ってセルフケアをするように意識しています。

テレビを見ても、本を読んでも、すべてが前かがみ。無意識に今の暮らしを続けていれば、99％の人は前かがみの生活になってしまいます。

そうかといって、背中を反らしてパソコン作業をしたり、本を読んだりできるわけがありません。仕事終わりに私が背中枕で背中を伸ばして背筋を刺激しているように、意識して背中を伸ばさない限り、改善することはできないのです。

繰り返しになりますが、背中の筋肉は「伸筋」なので、「屈筋」である腹筋よりも、意識して鍛えなければいけない筋肉です。**背中の伸筋はほうっておいたら衰えていく一方の筋肉**です。

合言葉は「**いつも背中に意識を**」です。

パソコン作業がひと段落したときに、家に帰ってお風呂から出たあとに、寝る前に布団の上で、など好きなタイミングでいいので、「背中枕」で背中を伸ばして刺激を与えましょう。

月に一度のマッサージより日頃の体の使い方が大事

肩がこる、背中がこる――そんなときに癒してくれるのが、マッサージやリフレクソロジーなどのサロンです。

街を歩けば、いたるところにマッサージ店や癒しサロンがあります。それだけ需要があるということなのでしょう。

でも、同時にこんな声もよく聞きます。それは、「マッサージ店に行っても、一時的にはよくなるけれど、すぐ元の状態に戻ってしまう」というもの。

とくに巻き肩の人は間違いなくこのタイプです。

マッサージ店に行って、体がほぐれた。でもしばらくすると肩こりや首こりがつらくなり、またマッサージ店へ。そしてまた肩こりや首こりがつらくなってマッサージ店へ。次こそは次こそはと、マッサージ店ジプシーになっている人もいるようです。

もちろんマッサージ店でもいろいろな手技を使って、体全体のこりをほぐしてくれます。血行もよくなりますし、それはそれで悪いことではないのですが、そのままでは、一生マッサージ店に通い続けることになってしまいます。

それを持病だとあきらめて、一生つきあいますか？

巻き肩を解消し、根本的な姿勢を治さない限り、おそらく同じことをくり返すことになるでしょう。

そのためには**月に一度のマッサージ店よりも、毎日の生活の積み重ねが大切**です。30日のうちの一日癒されたところで、残りの29日は、また同じように前かがみの姿勢で過ごすことになります。またガチガチに凝り固まった体を抱えて、体の不調に悩まされて過ごしたいですか？

まずは自分でできることからはじめましょう。
すでに紹介したものもありますが、できることをいくつか紹介しましょう。

・パソコン作業が長く続いたら、下に向けた手のひらを天井に向けてリラックス。そのまま両手の小指同士を内側に合わせて（18ページ参照）、両腕をあげていく。

・前かがみの姿勢が続いたあとは、座ったままでいいので、胸を開いて大胸筋を伸ばす。このとき、両腕を背中側にまわし、背中で手をつなぐようにして背中を反らしてもOK。

・立つときは足の親指同士をくっつけて、ハの字の形にし、親指から土踏まずに力を入れて立つ。

・夜、仰向けで寝るときは、伸ばした足の親指同士をくっつけて、同じようにハの字の形にする（寝ているうちに動いてしまってもOK）。

もちろん、2章で紹介した「背中枕」を使ったストレッチもあわせておこなってください。

マッサージに行って終わりではなく、普段の姿勢から変えていきましょう。

ラクな姿勢が体にいいとは限らない

江戸時代の寺子屋の絵を見ると、今でいう小学生くらいの子どもたちが、いい姿勢で座っているのがわかります。

ところが今は、座っていられない子どもも多いと聞きます。その背景にはいろいろな原因があると思いますが、ひとつには家庭での過ごし方があるでしょう。

今のご家庭では、リビングにソファが置かれていることが多いのではないでしょうか。もちろん、ソファでくつろぐことが悪いわけではありません。ただ、多くの時間をソファの背もたれにどっかりと寄りかかり、背中を丸めてゲームをしていたとしたらちょっと問題です。

普段の姿勢が大事、といいましたが、**巻き肩の問題というのは、つまるところ立ったり座ったりする姿勢にあります。**

ここにイスがあるとします。いちばんラクな姿勢で座ってみてください、といわれたら、あなたはどう座りますか？

イスの背もたれに体を預け、お尻はちょっと前にずらして、背中を少し丸めた姿勢で座っていませんか?

この姿勢は、電車のなかでスマートフォンをやっている人に多く見られる姿勢です。ひどいときにはこれに加えて、脚を開いていることもあります。若い女性では、ひざは閉じているのに、すねをハの字のような形に開いている、不自然な形で座っている人もいます。

治療院に来た患者さんに、ベッドに腰かけてもらうことがあります。そうすると、たいてい骨盤が後ろに傾き、肩が前に入り、背中を丸めた形で座ります。

このとき、左右の肩甲骨は広がっています。巻き肩や猫背の人の典型的な座り方です。私が背中をグッと後ろから押して、正しい姿勢に戻しても、しばらく座っているとまた元のだらしない形に戻ってしまいます。

本来の座るときの姿勢は、骨盤はしっかりと立ち、背中から腰にかけてのラインはS字カーブになるのが理想です。

つまり、**自分にとってのラクな姿勢が体にいいとは限らない**のです。それどころか、「間違った姿勢=ラクな姿勢」になってしまうと、内臓を圧迫し、ますます体に負担をかけることにもなりかねません。

腹筋と背筋のバランスがよく、体幹がしっかりしていれば、このような座り方にはなりません。体幹がしっかりしているというのは、腸腰筋《ちょうようきん》など体の深い位置にあるいわゆるインナーマッスルと、腹直筋やわき腹の筋肉、脊柱起立筋、腰にある筋肉（腰背部《ようはいぶ》筋群）などのバランスがとれているということです。

体幹の筋肉のバランスがとれている人はむしろ、姿勢よく座ることがもっともラクで、リラックスした座り方になります。

能や歌舞伎などの伝統芸能をやっている人は、とても姿勢がいいですね。彼らは幼いときから、姿勢や立ち居振る舞いの訓練を受けていますから、バランスのいい姿勢を体得しています。ですから、何をするときでも正しい姿勢でいることがいちばんラクだといいます。

お相撲さんがやる四股《しこ》踏みも、理にかなっています。お相撲さんの毎日の練習の基礎は四股です。四股は股関節を柔軟にします。同時に、股関節周辺のインナーマッスルを鍛え、体の軸をつくるのです。それが力士の強靭《きょうじん》な体と、ぶれない姿勢の元になっています。

また日本舞踊も、まさに体幹を鍛えていなければできないもの。基本の姿勢は、肩の力を抜いておなかに腹圧をかけ背筋から首筋までを伸ばし、あごを引いて立ちます。優雅に舞っているように見えますが、手先足先まで神経を行き届かせ、体の芯を意識して踊ります。

日本人は古来から、正しい姿勢を知っていたのですね。今の間違ったラクな姿勢を続けていると、筋力は低下していく一方なのです。

前後、左右…バランスのいい体を目指そう

「何もしていないのに疲れる」

「歩いただけなのにすぐにだるくなる」

こういったことがあるのは、体に左右差があるためかもしれません。

体の左右差とはつまり、ゆがみやねじれがあるということです。

本来の正しい姿勢が人間にとっていちばんラクなのと同じように、**バランスがとれている体は疲れにくい**ものです。

内臓の不調も背中の左右差に出ます。

患者さんに座ってもらうと、肝臓が悪い人は背中の右のあたりが盛り上がっていたり、胃の悪い人は左のあたりが盛り上がっていたりすることがあります。

左右のバランスが崩れると、筋肉のつき方も違ってくるので、結果としてムダな労力が増え、疲れにつながっていきます。

よく、マラソンランナーでトップのほうで走っていたのに、35㎞付近でバテてしまって、ラストスパートがきかなくなるケースがありますね。おそらく、疲れからフォームのバランスが崩れ、ムダな動きが出てきたことによるスタミナ不足も一因ではないでしょうか。

いいフォームで走る人は、動きにムダがありません。元マラソン選手で１９７０年代後半から１９８０年代にかけて大活躍した瀬古利彦《せことしひこ》選手は、驚異的なラストスパートで有名な選手でした。彼のフォームは美しく、上下に揺れることもなくリズミカルで、ストライドも非常に規則正しいものでした。つまりムダな労力を使わない、いわゆる省エネ走法だったのです。

そのため、ゴール直前までスタミナをため込むことができ、驚異的なラストスパートでトップのランナーを抜き去ることができました。

ところが体がゆがみ、硬くなっていると、可動域が狭くなり、負担が増えます。

肩甲骨の位置がずれ、盛り上がり方に左右差がある、骨盤がねじれることは、骨格のゆがみにつながります。

このようなねじれやゆがみを長い間放置しておくと、なかなか簡単に治すことはできまません。体を硬直させ、ゆがみを形づくっているのは筋肉と骨格です。**ねじれやゆがみを正すには、まず筋肉と骨格をほぐすことからはじめましょう。**

そのためにできるのが2章で紹介した「背中枕」です。

背中枕で背中を伸ばすと、背骨まわりがリラックスします。すると、背骨にぴっちりとくっついて凝り固まっていた筋肉がほぐれていきます。

左右差があるからといって、背中枕を置く位置を調整する必要はありません。人間の体は、自然にシンメトリー（左右対称）になろうという力が働くようになっています。背中枕を中央に置くことで、次第に左右差解消につながっていきます。

体を動かさなくても「筋肉の緊張」があると疲れる

「何もしていないのに疲れてしまう」もうひとつの理由として考えられるのが、筋肉の緊張です。

とくに大仕事をしたわけでもないのに疲れてしまうのは、まさに「何もしていない」から。つまり、**筋肉は動かさなすぎても疲れてしまう**のです。

動物は文字通り「動く物」です。だから人間も、動いているのが普通の状態。動かないことは不自然です。

患者さんを見ていると、筋肉の緊張がある人がほとんどです。筋肉をリラックスさせれば疲れにくく、動くのもラクになります。

体の柔軟性はストレスともかかわっています。すでにお話しした通り、緊張したりストレスが加わったりすると、筋肉も委縮します。筋肉が委縮していつもどこかに力が入っていれば、疲れやすくなるのも当然です。

私は施術をするときに患者さんによく「力を抜いてください」とお願いするのですが、患者さん本人は力を抜いているつもりでも、全然抜けていない人が本当に多いのです。「もっと抜いてください」といっても、どうすれば力が抜けるのかわからない人が多いようです。

腕に力を入れて、ぐっと曲げるのはラクにできますが、力を抜いてだらーんとたらして、とお願いするとできない人が多い――**力の抜き方がわからないということは、リラックスできていない**ということなのです。

ちなみに鍼《はり》治療をするときも、どこかに「鍼が怖い」という気持ちがあって緊張している患者さんよりも、リラックスできている人のほうが、鍼がスーッと入ります。ですから、はじめていきなり鍼治療を希望されても、リラックスできるまではおすすめしていません。

今、睡眠中ですら、リラックスできていない人が増えています。

筋肉が緊張している状態で寝ていたら、当然リラックスはできないでしょう。朝起きて爽快感がない人は、どこかで体が緊張しています。

巻き肩の人は、ほとんどリラックスできていないと思います。おそらく、寝ていても体と心が解放されていない状態なのではないでしょうか。

寝ているときに歯ぎしりをする人も多いでしょう。これも寝ながら緊張している人の特徴です。**顎関節症や食いしばりは、巻き肩とも関連しています**。あごと後頭部、肩は全部つながっていますから、あご、首、鎖骨周辺をほぐすと、体全体がラクになることが多いようです。

気持ちがリラックスすれば、筋肉もリラックスします。

力が抜けた状態を実感できない人は、海やプールであおむけになってぷかぷか浮いている自分をイメージしてみてください。ふわーっと全身の力が抜けたとき、はじめて上手に浮くことができますよね。

豹やチーターは、走るのがとても速いですね。あの走っている姿を映像で見ると、背骨が波打つようにしなっていて、柔軟性があることがわかります。背骨とその周辺の筋肉の柔らかさがあってはじめて、あのスピードが出るのです。

人間も同じで、体に柔軟性があるほうが、本来の力を発揮できるのです。

脚を90度に曲げて座るのは悪い姿勢!?

イスに長時間座って動かないでいると、誰でも疲れてきますね。

でも、人間の体のしくみを知っていると、座っていても疲れることがありません。疲れない座り方のコツをお伝えしましょう。

座っているとき、ひざを直角になるように座るのがいい姿勢だといわれることが多いようですが、実は違います。イスに座ったら、股関節の真下に外くるぶしが来るように座りましょう。

つまり、**ひざをかなり曲げて、「く」の字になるようにして座る**のです。こうすることで無理なく骨盤が立ち、背筋も腰も伸ばせます。肩も前に入らず、自然に正しい位置に戻ることが実感できると思います。

立ったときと同じ姿勢で座れば疲れない

×

脚を90度の角度に曲げる

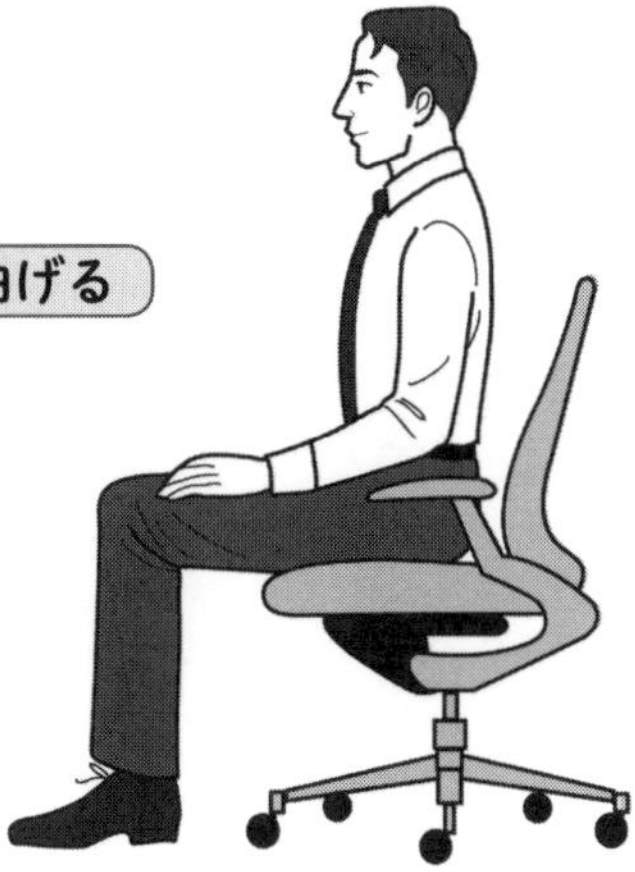

○

脚を「く」の字に曲げる

（股関節の真下に外くるぶしがくる）

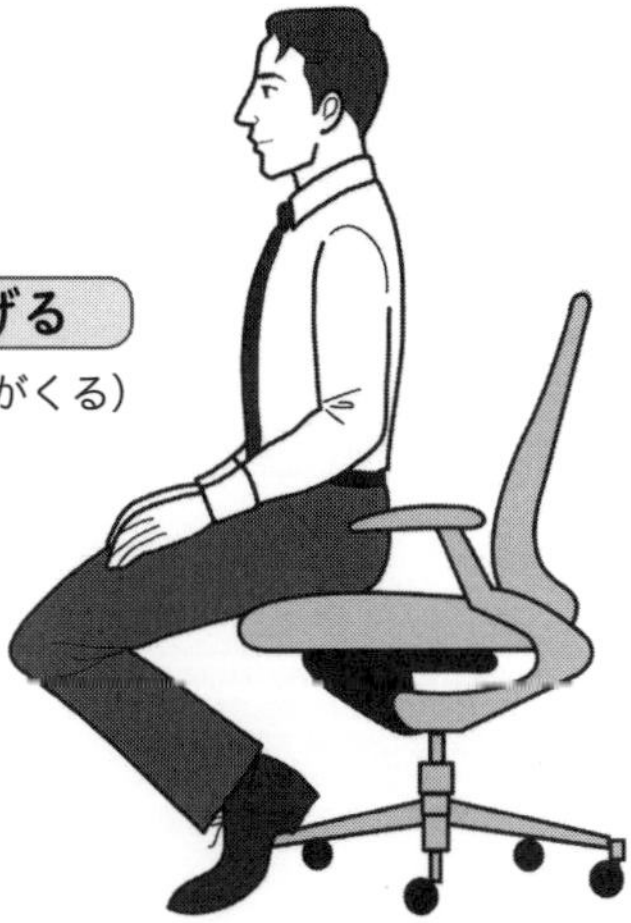

なぜ股関節の真下に外くるぶしがくる姿勢がいいかというと、**正しくまっすぐに立ったときの位置と同じだから**です。座る姿勢は、本来、生物として不自然なものです。座っていても、立ったときと同じになるように、位置を調整するということです。

また、パソコン作業をする人は、何度もいうように、手のひらを下に向けているので、本来の腕の位置と違い、巻き肩になりやすくなります。キーボードに手を置く前に、腕を一度外側に開くようにして、さらに脇をしめるようにしてから手を置きます。

デスクワークで長時間座ることが多い人は、ぜひ試してみてください。

バッグを持つときは「小指」を使う

小指をふだんから意識している人は少ないでしょう。

現代の生活で手の小指を使うのは、パソコンのキーボードを打つときくらいでしょうか。でもすでにお話ししたように、小指はとても大切なポイントです。常日頃から、私は「**小指は大事**」と言い続けています。

小指は生殖器に関係があるほか、心臓や小腸ともつながっています。きついヒール靴を

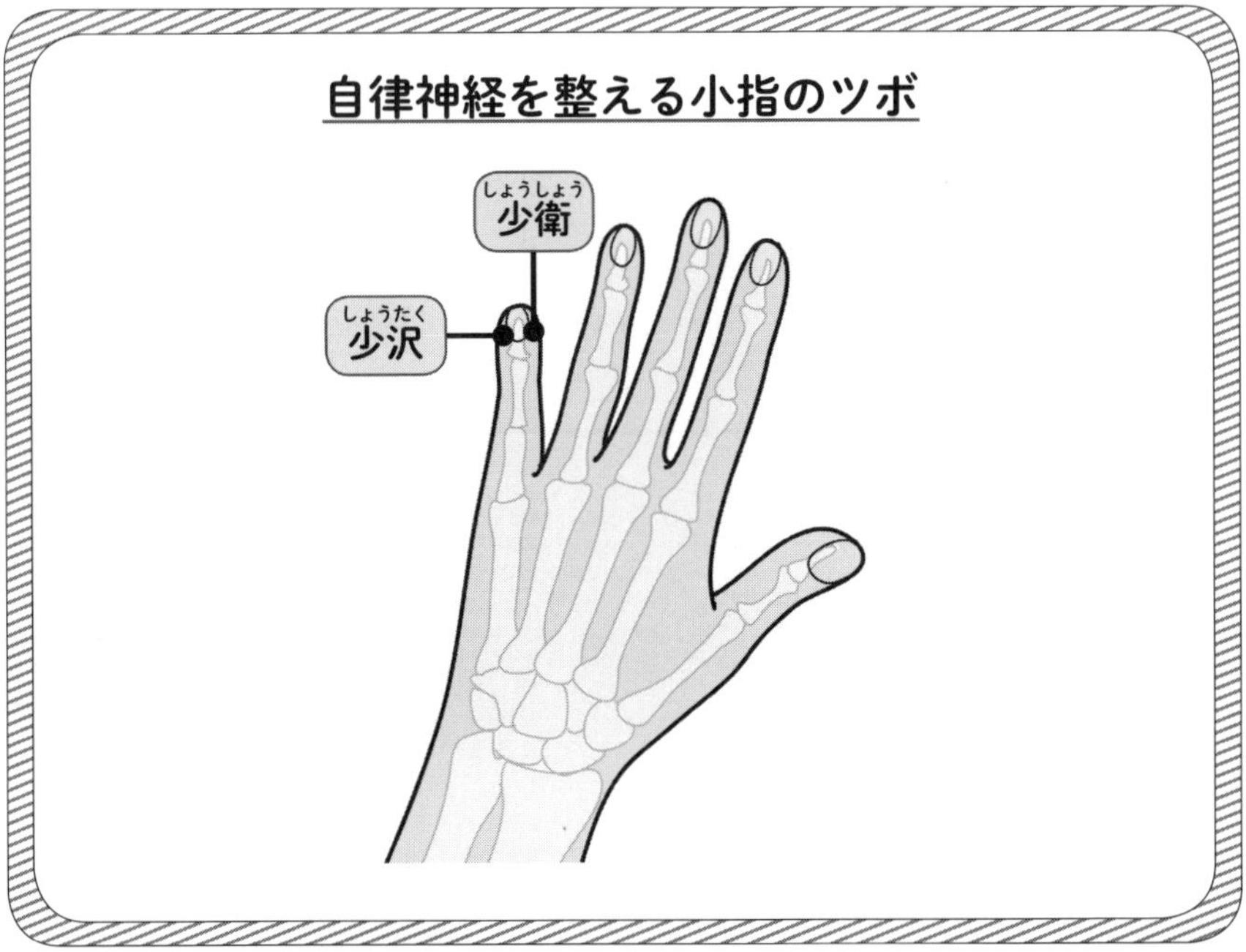

履いて足の小指を痛めつけていると、婦人科系にトラブルが出ることがあるのは、すでにお話ししましたね。

また**手の小指は、指のなかでももっとも力が入りにくい部位です**。小指を鍛えておいて悪いことはありません。

私がおすすめしている方法は、バッグを小指を使って持つこと。かなり重いバッグの場合は難しいですが、軽めのバッグなら、小指にひっかけて小指だけで持ってみる。短時間でいいのでぶら下げるようにしてみてください。

コンビニで買い物したあとに、レジ袋を小指にぶら下げて帰る……ということでもOKです。バッグを小指でぶら下げるときには、必ず手のひらを上に向けますね。この形こそ、何度もお話ししているように、人間の本来の腕の位置に近いのです。手のひらを下に向けた、パソコン作業している向きと真逆ということです。

同時に、小指外転筋《しょうしがいてんきん》を鍛えることにつながります。**小指外転筋が鍛えられると、本来の腕の位置に戻りやすく、巻き肩の改善にもつながります。**

ついでにいうと、小指には大切なツボもあります。

小指の爪の生え際の内側にある「少衝」、外側にある「少沢」という2つのツボです。どちらも自律神経を整え、妊娠体質になるのも期待できるツボです。

この2箇所を反対側の手の親指と人さし指で、小指をはさむようにして刺激します。ゆっくり息を吐きながら押し、息を吸うときにゆるめるイメージです。なんとなく気持ちが落ち着かないとき、あるいは会議などで眠ってはいけないのに眠気が襲ってきたときなどに刺激するのもいいでしょう。

ポカポカに温まるまでさすったりもんだりしてもOKです。電車に乗っているときでも、仕事で一息ついたときでも、いつでもできるのでおすすめです。

なお、体の左右差やゆがみ対策として、バッグを肩にかけるときは、左右バランスよくかけることもポイントです。

「ただ歩く」のではなく歩幅がポイント

スポーツ選手でも股関節が硬いとケガが多いといわれています。先にお話しした力士が四股を踏むのも、股関節をやわらかくしてケガを予防するという意味があります。100kg以上もある力士が闘って転んでもケガをしにくいのは、四股やまた割りの賜物なのです。あのイチロー選手も、別名「イチローストレッチ」と呼ばれる股関節のストレッチを入念におこなっています。

何がいいたいのかというと、**巻き肩になる人は、関節が全部硬いので、関節を柔軟にするのが大切**だということです。

体はすべてつながっているといいましたね。巻き肩の人は、肩甲骨が硬く、骨盤がゆがみ、股関節の可動域も制限されている人が多いので、若い人でも歩幅が狭くなっています。ですから、巻き肩というだけで、老化現象が起きているのと同じことなのです。

一般的にウォーキングは体にいいと思われています。でも、狭い歩幅でちょこちょこ歩いているだけでは、残念ながらあまり意味がありません。

歩くときは、歩幅を大きくとるのがポイントです。

私も、特別に健康のためのウォーキングはしていませんが、駅まで歩くときは、できるだけ歩幅を大きくして歩くようにしています。横断歩道の白い部分を交互に歩くくらいの歩幅を意識しています。

たらたらと散歩のような感覚で歩いているだけでは、気分転換にはなっても、効果はほとんどないのです。

ポイントは、「**歩幅を大きく、少し速足で**」です。

患者さんで、よく「足がつる」という人がいますが、診てみると股関節が硬くなっている人が多いのです。

ちなみに、脚のひざ下には脛骨《けいこつ》と腓骨《ひこつ》という長い2本の骨があります。

脛骨は、文字通りすねの真ん中にある、硬い骨です。腓骨は、すねの外側にあります。この2本の骨が離れてくると脚が疲れやすくなります。さらにいうと、この2本が離れると、脚が太くなります。股関節ともつながっているので、股関節をやわらかくすることや、足の親指や小指を柔軟にすることも効果があります。

また、ちょっと上級者向けの方法としておすすめなのが「**後ろ歩き**」です。

ふつうに前に向かって歩くのと後ろ歩きとでは、使う筋肉がまったく違います。当然のことながら、脚も前に向かって歩くだけだと、偏った筋肉の使い方になります。

後ろ歩きでは、普段なかなか使わない筋肉を使います。上半身でいえば、腹筋と背筋を同じくらい鍛えればバランスが整うのと同じで、**後ろ歩きをすることによって、脚の前後の筋肉のバランスが整う**のです。

後ろ歩きをするだけで、O脚が治ってしまった人もいるほどです。

さすがに外でやったら危ないですし、迷惑がかかりますから、室内のある程度のスペースがある場所でおこなうといいでしょう。

やり方のポイントとしては、一歩後ろに足を出したら、しっかり足の裏全部を床につけること。そして前歩きと同じように、歩幅は大きくとりましょう。早く歩く必要はありません。

もうひとつ、「**裸足歩き**」もおすすめです。

昔は裸足で、あるいは草履を履いて土の上を歩いていたために、足の裏に適度な刺激がありました。でも現代では、靴下を履き、クッション性のいい靴を履き、しかも歩くのはアスファルトの上。足の裏への刺激が圧倒的に少なくなっているのです。

足の裏にツボが集中してあるのはご存じの人もいるでしょう。足の裏には反射区があり、内臓にも深くつながっています。

それだけではありません。今、足の裏に土踏まずがない人が増えています。**裸足歩きは、足の裏のアーチをつくるのに効果的です**。足裏にアーチができ、本来のきれいな形を取り戻すと、そこに乗っているひざ、腰にもいい影響があらわれます。もっといえば、その上の肩甲骨や肩にもいい影響が出てくるのです。

小さい頃から裸足で走り回っていた昔とは違います。せめて、室内では裸足で過ごすようにしたり、青竹踏みなどのグッズを利用したりして、足裏への刺激を意識してみてください。

筋肉をバランスよく鍛えるのにおすすめの運動

何もしなければ筋力は年齢とともに衰えていきます。

しかし、**筋力は何歳になってからも鍛え、強くすることができます**。

私がいう筋力を鍛えるという意味は、アスリートのように立派な筋肉をつけることではありません。**厳しい筋トレは一切必要ありません**。あくまでも、骨格を正しい位置に矯正して、それをサポートするための筋肉をバランスよく鍛え、巻き肩を改善するためのものです。

鍛えることが苦手な人でも大丈夫。なにも、ムキムキのマッチョになれといっているわけではありません。衰えない程度の筋肉がついていれば十分なのです。

定期的にスポーツをしていたり、ジムに通っていたりしているのに肩こりが治らない、巻き肩が解消しないという人もいます。それは、すでにお話ししたように、たいていのスポーツは、体の前側を使うものが多いからではないでしょうか。

年齢とともに筋肉が衰えるのは脚と背中です。

でもジムで脚や背中を鍛えるのは正直つらいですし、楽しく思えない人もいると思います。

そこで私がおすすめしているのは、筋トレではなく、フラダンス、日本舞踊、ヨガ、太極拳、そして水泳です。

これらに共通しているのは、鍛えにくい伸筋である背中を鍛えてくれること。

フラダンス、日本舞踊、太極拳、ヨガなどは、背中をまっすぐ伸ばす姿勢が多い一方で、体の力を抜くことも大事にしています。とくにフラダンスと日本舞踊と太極拳は、ひざを少し曲げて、腰を落とした姿勢でおこなうところも似ていますね。

それぞれ発祥の地は違えど、原理は同じなのだと感心します。ヨガは、柔軟性をアップするのには最適です。呼吸を意識するので精神的な効果も期待できます。どれも、鍛えるところは鍛えて、あとは脱力する。体幹をしっかりつくって、体はリラックスする――しかも、激しい運動ではないので、やっていて気持ちがいいはずです。

とはいえ、動きは静かでゆっくりでも、体には負荷がかかりますから、かなり鍛えられます。お子さんからお年寄りまでできるのもいいですね。

水泳ももちろん同じです。水泳のいいところは、体に負荷をかけずに、背泳ぎなど、背筋が鍛えられることでしょう。

ぜひ自分に合ったものを見つけて、やってみてください。

結果を出せる体は、上手に力が抜けている

アスリートがいい結果を出すポイントは、集中しながらも体がリラックスしていることだといいます。

何度かアスリートの話をしてきましたが、いい成績を出せる選手ほど脱力するのがうまいと感じます。

オリンピックなどを見てもわかるように、どんなに実力を持った選手でも、緊張しすぎたり、プレッシャーを感じすぎたりすると、本来の力が発揮できません。

たとえば陸上の短距離競技で走っているときのアスリートの顔を見ると、その口は軽く開いています。口を閉じ、歯を食いしばっていては速く走ることができないといいます。

かつて最高のプレーをしていた頃のタイガー・ウッズ選手は、脱力の名人でした。立っている姿を見ても美しく、力んでいる様子がまったくなく、あくまでも自然体です。

一流のアスリートは、脱力しながら集中しているのです。

ちなみに江戸時代の剣豪、宮本武蔵の自画像もそれを証明しています。二刀流で、両方の手に刀を持っていますが、闘う準備ができているのか疑いたくなるくらい、両腕をだらんと下に垂らしています。力や技ではなく、その「脱力」こそが強さの秘密だったのです。当時、筋肉の生理がわかっていたとは思えませんから、宮本武蔵自身、ムダな力を抜くことで実力が発揮できることを体得していたのでしょう。

リラックスすることと、だらけることとは違うのです。

巻き肩の姿勢は、いかにも力んでいる姿勢です。つまり、緊張しているアスリートと同じです。これでは、実力があっても、仕事でもスポーツでもいい結果が出ないということにつながるのではないでしょうか。

一流のアスリートや歌舞伎役者など伝統芸能の第一人者を見ていると、「上品な体」をしていると思います。**体に品がある**のです。

暴飲暴食をして体を痛めつけている人も、精神的にいやしい人も、そういうものが体に出てしまいます。品性を変えることはなかなか難しいのです。

だからといってあきらめる必要はありません。

体が変われば心が変わる。**心が変われば体もさらに変わります**。

本書を読んで、巻き肩に気づき、解消することで、あなたの人生が少しでもいい方向に変わることができれば、こんなにうれしいことはありません。

カバー・本文イラスト　千原櫻子
本文デザイン・DTP　青木佐和子
編集協力　樋口由夏

著者紹介

福辻鋭記〈ふくつじ　としき〉

アスカ鍼灸治療院院長。日中治療医学研究会会員、日本東方医学会会員。施術歴は35年以上で、5万人以上の治療実績を誇る。鍼灸やカイロプラクティックに整体を取り入れた独自の治療法として評判になり、新聞や雑誌、テレビなどでも大きく取り上げられる。
「日本の名医50人」（TBS『水曜スペシャル』）にも選出され、患者からも絶大な信頼を得ている。
著書や監修書も多数あり、『寝るだけ! 骨盤枕ダイエット』（学研）をはじめ、『ふくらはぎ整体』（新星出版社）、『脊柱管狭窄症の痛みは自分でなくせる!』（ガイドワークス）など、累計部数は400万部を超える。

とれない首《くび》こり・肩《かた》こりは
「巻《ま》き肩《がた》」が原因《げんいん》だった

2017年2月5日　第1刷

著　　者　福《ふく》 辻《つじ》 鋭《とし》 記《き》

発 行 者　小 澤 源 太 郎

責任編集　株式会社 プライム涌光

電話　編集部　03(3203)2850

発行所　株式会社 青春出版社

東京都新宿区若松町12番1号〒162-0056
振替番号　00190-7-98602
電話　営業部　03(3207)1916

印刷　大日本印刷　　製本　フォーネット社

万一、落丁、乱丁がありました節は、お取りかえします。

ISBN978-4-413-11206-2 C0077

心も体も元気になる!

青春出版社の健康本

腰痛・ひざ痛・脚のしびれ…

下半身の痛みは「臀《でん》筋《きん》のコリ」が原因だった!

武笠公治

四六判

ISBN978-4-413-23020-9 1350円

気と血の流れが1日ごとによくなる

ツボ押し健康手帳

吉川 信

B6判

ISBN978-4-413-11194-2 1480円

首・肩・腰・膝のしつこい痛みがラクになる

5秒キープ! 痛みとりストレッチ

宗田 大

A5判

ISBN978-4-413-11190-4 1200円

1分で体と心がラクになる

指ヨガ呼吸法

龍村 修

文庫判

ISBN978-4-413-09659-7 750円

※上記は本体価格です。(消費税が別途加算されます)
※書名コード(ISBN)は、書店へのご注文にご利用ください。書店にない場合、電話またはFax(書名・冊数・氏名・住所・電話番号を明記)でもご注文いただけます(代金引換宅急便)。商品到着時に定価+手数料をお支払いください。〔直販係 電話03-3203-5121 Fax03-3207-0982〕
※青春出版社のホームページでも、オンラインで書籍をお買い求めいただけます。ぜひご利用ください。〔http://www.seishun.co.jp/〕

お願い ページわりの関係からここでは一部の既刊本しか掲載してありません。折り込みの出版案内もご参考にご覧ください。